Mein besonderer Dank gilt meinen Eltern,
Anna, Felicitas, Katrin und Julia.

Inhaltsverzeichnis

Vorwort

Während meiner Krankheit habe ich mich intensiv mit dem Thema RSI-Syndrom auseinandergesetzt. Dabei musste ich feststellen, dass dieses Krankheitsbild insbesondere im deutschsprachigen Raum kaum bekannt und auch nur sehr selten in der Literatur zu finden ist. Aus diesem Grund habe ich mich entschlossen, meine Erfahrungen niederzuschreiben.

So wie auch ich sitzt doch heutzutage fast jeder von uns regelmäßig am Computer, oft sogar täglich für mehrere Stunden. Das Klicken mit der Maus und das Tippen auf der Tastatur sind für uns alltägliche Bewegungen. Kaum jemand assoziiert die kleinen Fingerbewegungen mit körperlicher Belastung. Die möglichen Folgen dieser sehr einseitigen Tätigkeiten sind vielen nicht bewusst bzw. werden unterschätzt. Bevor meine starken Schmerzen auftraten, habe ich nicht anders gedacht und hätte wahrscheinlich sogar Warnungen anderer nicht ernst genommen.

In den Jahren meiner Beschwerden habe ich viele Einschränkungen erlebt und durch Gespräche mit weiteren Betroffenen eine große Bandbreite an möglichen Folgen erfahren: Nur noch mit Schmerzen konnte ich einen Becher halten, Getränkeflaschen konnte ich nicht mehr selbständig aufdrehen. Ich hatte Schmerzen beim Essen mit Messer und Gabel. Ich konnte nicht mehr am Computer arbeiten und nicht einmal mehr etwas handschriftlich verfassen. Wenn sogar beide Hände betroffen sind, ist die Lebensqualität sehr stark eingeschränkt und in extremen Fällen eine Selbstversorgung nicht mehr möglich. Wenn Sie bereits unter leichten Beschwerden leiden, rate ich Ihnen, diese nicht zu verdrängen, sondern meine Tipps anzunehmen.

Falls Ihr RSI-Problem Folge einer mehrjährigen Überbelastung ist, gibt es leider keine Möglichkeit, dieses von einem Tag auf den anderen zu beheben. In fortgeschrittenen Fällen sollten Sie ungefähr ein halbes Jahr zur Regeneration einplanen; die belastenden Tätigkeiten sind anfangs so weit wie möglich zu reduzieren. Für die in diesem Buch beschriebenen Übungen benötigen Sie - wenn sorgfältig ausgeführt - täglich ca. 60-90 Minuten.

Der Heilungsweg bei RSI ist sehr holprig: Sie werden zwischendurch sehr gute Tage haben, aber auch wieder vorübergehende, starke Rückfälle. Versuchen Sie immer positiv zu denken. Es gibt einen Weg aus dieser Krankheit! Das Wichtigste ist, dass Sie niemals aufgeben und die Hoffnung verlieren.

Den Titel „RSI-Syndrom, Mausarm, Tennisarm“ habe ich gewählt, da RSI-Syndrom zwar die fachlich korrekte Bezeichnung ist, viele Menschen allerdings nur die Begriffe Mausarm oder Tennisarm kennen. Tennisarm bezieht sich jedoch ausschließlich auf den Sehnenansatz im Ellenbogen, so dass die Nutzung dieses Begriffs für viele Betroffene nicht ganz korrekt ist, da bei ihnen der Ellenbogen nur einer von vielen Schmerzauslösern ist. Die meisten betroffenen Personen leiden deshalb nicht (nur) unter einem Tennisarm, sondern unter dem umfangreicheren RSI-Syndrom.

Mein Krankheitsverlauf im Überblick

2006 begannen im Alter von 20 Jahren nach intensiver PC-Arbeit heftige Schmerzen in beiden Unterarmen.

2007 hatte ich eine (erfolglose) Ärzte-Odyssee hinter mir. Mitte des Jahres konnte ich keinen Becher mehr ohne Schmerzen halten.
Ich informierte mich nun im Internet und in englischsprachigen Büchern über das RSI-Syndrom.

2008: Nachdem ich meinen Arbeitsplatz ergonomisch umgebaut und mir in Rücksprache mit einer Physiotherapeutin meinen eigenen Übungsplan erstellt hatte, besserte sich mein Zustand merklich.
Im Verlauf des Jahres bekam ich immer mehr Kontakt zu weiteren Betroffenen und beschloss im Herbst, meine bisher gesammelten Informationen aufzubereiten und unter repetitive-strain-injury.de online zu stellen.

2009 bin ich nahezu geheilt. Meine Muskulatur hat sich regeneriert und ich kann wieder jeder Aktivität nachgehen. Nur bei mehreren Stunden PC-Arbeit muss ich auf die Einhaltung regelmäßiger, kurzer Pausen und Dehnübungen achten.
Da die meisten Betroffenen insbesondere bei PC-Tätigkeiten Schmerzen spüren, habe ich die bereits auf meiner Homepage zusammengestellten Informationen nun auch als Buch veröffentlicht.

Im Jahr **2010** haben sich meine Muskeln wieder vollständig regeneriert und ich kann wieder genauso wie vorher am PC arbeiten.

2016 erschien dieses Buch in einer überarbeiteten 2. Auflage, nachdem sich die 1. Auflage bereits über 3.000-mal verkauft hatte und die dazugehörige Homepage von über 600.000 Besuchern gelesen wurde.

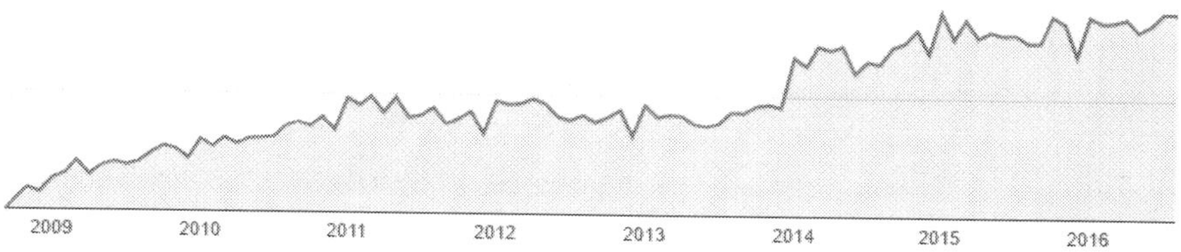

Warum sollte ich dieses Buch kaufen, wenn all seine Informationen auch kostenlos im Internet veröffentlicht sind?

- RSI-Betroffene möchten so wenig Zeit wie möglich am Computer verbringen
- Sie können das Buch überall lesen.
- Sie können einzelne Passagen einfach markieren.
- Wenn Sie mit einem Arzt sprechen ist es einfacher, mit einem echten Buch in die Praxis zu gehen statt sagen zu müssen: „Ich habe (...) im Internet gelesen. Was halten Sie davon?"

Die Informationen dieses Buches sollen und können den Besuch eines Arztes nicht ersetzen. Lassen Sie sich gründlich untersuchen, um einerseits andere Krankheiten auszuschließen und andererseits Behandlungshinweise zu Ihren individuellen Beschwerden zu erhalten. Bevor Sie die beschriebenen Übungen ausprobieren, besprechen Sie neben der Art der Übung auch den Umfang und die Dauer mit Ihrem Arzt.

Internetseiten

Seit Beginn meiner Krankheit habe ich detailliert aufgeschrieben, welche Ärzte ich aufgesucht habe, welche Diagnosen sie gestellt und welche Medikamente sie verschrieben haben und welche sonstigen Maßnahmen vorgeschlagen wurden. Zusätzlich habe ich mir in einem Schmerztagebuch meine jeweils aktuellen Schmerzen und Einschränkungen notiert, so dass ich nach zwei Jahren eine recht umfangreiche Zusammenstellung meines Krankheitsverlaufes hatte. Als ich von anderen Betroffenen gefragt wurde, durch welche Maßnahmen sich meine Beschwerden gebessert hatten, kam mir die Idee, eine Website über das RSI-Syndrom zu erstellen. Etwa ein halbes Jahr, tausende Besucher und viele positive Rückmeldungen später habe ich dann den Entschluss gefasst, meine Erfahrungen auch in Form dieses Buches zu veröffentlichen. Das soll natürlich nicht heißen, dass ich die Internetseite jetzt nicht mehr aktuell halte oder sogar schließe. Alle Informationen werden auch zukünftig kostenlos über meine Homepage abrufbar sein.

http://www.repetitive-strain-injury.de
Unter dieser Adresse lässt sich der gesamte Inhalt dieses Buches abrufen.

http://www.rsihilfe.de
rsihilfe.de ist eine einfacher zu merkende Weiterleitung zur Hauptseite.

http://www.repetitive-strain-injury.de/blog/
In diesem „Blog“ informiere ich über alle Änderungen der Website und berichte über neue Behandlungsmöglichkeiten, Produkte und Dienstleistungen, die es (bisher) noch nicht auf die Hauptseite geschafft haben. Die Rubrik „Seitenaktualisierungen“ listet dementsprechend auch alle Änderungen auf, die ich nach Veröffentlichung dieses Buches durchgeführt habe.

http://www.ergonomische.de
Die aus meiner Sicht hilfreichsten Produkte erwähne ich auf der Hauptseite www.repetitive-strain-injury.de und in diesem Buch in der Rubrik „Arbeitsplatzausstattung“. Auf ergonomische.de präsentiere ich eine umfassendere Übersicht und veröffentliche mehr Informationen zu jedem Produkt.

Da bei technischen Produkten der Lebenszyklus in der Regel vergleichsweise kurz ist, empfehle ich Ihnen das Kapitel *Arbeitsplatzausstattung (Sei-*

te 36) mit der Online-Version[1] abzugleichen. Ich versuche fortlaufend möglichst viele ergonomische Produkte zu testen und werde dann ggf. Empfehlungen ergänzen oder ersetzen.

Wenn Sie Produkte zum Thema RSI vertreiben, dann ist es nach einer Kontaktaufnahme[2] möglich, im Blog eine kostenlose Kurzvorstellung zu erhalten. Bei großer Präventions- bzw. Heilungsunterstützung besteht die Chance, dass ich das Produkt dann auch in die Hauptseite aufnehme. Nachdem ich das Produkt in der Regel für zwei Wochen getestet habe, werde ich einen kurzen Bericht im Blog veröffentlichen und ggf. auch die Hauptseite aktualisieren. Bitte beachten Sie, dass ich Produkte, die zwar thematisch passend, aber für mich keine Hilfe sind, nur ohne persönliches Testurteil kurz erwähnen werde. Als Beispiel seien hier Augentropfen zu nennen, da ich nicht unter trockenen Augen leide.

RSI lässt sich leider nicht von heute auf morgen heilen, Betroffene kämpfen oft mehrere Wochen, Monate oder sogar Jahre dagegen an. Treten in dieser Zeit vorübergehende Rückfälle auf, beginnt man, die Heilungsfähigkeit seines Körpers anzuzweifeln. Insbesondere in diesen schwierigen Phasen ist es wichtig, die positive Einstellung nicht zu verlieren. Es hilft dabei ungemein, Erfahrungsberichte von anderen ehemals Betroffenen zu lesen. Zu diesem Zweck sammele ich weitere Krankheitsverläufe und Heilungsstrategien und veröffentliche sie auf meiner Homepage. Schreiben Sie mir gerne Ihre Geschichte, wenn Sie möchten, dass sie veröffentlicht wird und so vielleicht anderen Leuten helfen kann (Kontaktmöglichkeit über die Seite „Weitere Erfahrungsberichte[3]“).

1 http://www.repetitive-strain-injury.de/arbeitsplatzausstattung.php
2 http://www.webconrad.com/impressum.html
3 http://www.repetitive-strain-injury.de/weitere-erfahrungsberichte.php

RSI Grundwissen

Was ist das RSI-Syndrom?

Definition

RSI ist kein medizinisch klar definierter Begriff. Repetitive Strain Injury ist eine Sammelbezeichnung für verschiedenartige Schmerzen in Muskeln, Sehnen und Nerven[1]. Es besteht primär aus Mikroverletzungen des Unterarmgewebes und umfasst Krankheitsbilder wie z.B. Kompressionssyndrome (Nerven und Blutgefäße), Sehnen(scheiden)entzündungen und myofasziale Triggerpunkte[2]. Allerdings ist eine genaue Diagnose schwierig, da Betroffene zum einen oft nicht nur von einem einzigen Krankheitsbild betroffen sind, sondern gleich von mehreren. Zum anderen lassen sich Mikroverletzungen mit bildgebenden Verfahren wie Röntgen- oder MRT-Aufnahmen nicht nachweisen. Die einzelnen Probleme sind dann häufig auch nicht besonders ausgeprägt, sondern ergeben erst in ihrer Gesamtheit die Schmerzen. Hinzu kommt, dass sich bei langanhaltenden Schmerzen die Nervenzellen verändern und fortan schon bei geringen Belastungen Schmerzsignale aussenden. Das ursprünglich schmerzauslösende Problem ist dann beim Arztbesuch u.U. gar nicht mehr vorhanden, auch wenn sich die Schmerzen des Betroffenen überhaupt nicht verringert haben.

Ursachen

Das RSI-Syndrom wird meist ausgelöst durch über einen längeren Zeitraum ausgeführte, vielfach schnell wiederholte, gleiche Bewegungen. Betroffen sind z.B. Bürokräfte und PC-/Videospieler (tausendfaches Tippen und Klicken mit den Fingern), Fließbandarbeiter (monotone Wiederholung einer Bewegung), Supermarktkassierer (die mit ausgestreckten Armen, nach vorne gebeugt, Ware von einer Seite auf die andere schieben), Gebärdensprachdolmetscher (5600 Fingerbewegungen pro Stunde[3]), Musiker etc. Diese Liste ließe sich noch lange fortführen, denn in fast jedem Beruf gibt

---

1 Pascarelli, Emil; Quilter, Deborah (1994). Repetitive Strain Injury: A Computer User's Guide. New York: Wiley

2 Peddie, Sandra; Rosenberg, Craig H (1999). The Repetitive Strain Injury Sourcebook. Los Angeles: Lowell House

3 https://web.archive.org/web/20110805233628/http://www.bgsd-bayern.de/berufges.html

es monotone Tätigkeiten. Die unter dem Punkt „Definition" erwähnten Krankheitsbilder sind nicht die eigentlichen Ursachen, sie sind nur Folge der in ungünstiger Arbeitshaltung zigfach wiederholten Bewegungen.

Neben rein physischen Gründen kann es aber auch psychische Gründe für die Schmerzen geben, siehe *Ursachen (Seite 10)*.

(Falsche) Synonyme

In Deutschland sind für RSI auch die Begriffe RSI-Syndrom, Mausarm, Tennisarm, Golferarm und Sehnenscheidenentzündung sehr verbreitet. Mausarm ist ein wenig irreführend, suggeriert er doch, dass die Armschmerzen (allein) von der Mausbenutzung ausgelöst werden. Die Tastatur hat aber einen ebenso großen Anteil an den Schmerzen, wenn nicht sogar deutlich mehr. Wie Sie in meinem *Krankheitsverlauf (Seite 17)* lesen können, bin ich beidseitig betroffen, obwohl ich die Maus nur mit der rechten Hand bedient hatte. Mausarm und RSI-Syndrom sind Synonyme für RSI.

Tennis- und Golferarm werden manchmal ebenfalls als Synonym für RSI verwendet, sind aber eigentlich nur Bezeichnungen für eine lokale Sehnenansatzreizung oder -entzündung am Ellenbogen. Längere Arbeit am Computer kann zwar auch einen Tennisarm verursachen, allerdings ist dann der Sehnenansatz am Ellenbogen meist nur einer von mehreren Schmerzauslösern. Die relativ simple Dehnung zur Behandlung des Tennis- und Golferarms ist in dem weit umfangreicheren „RSI-Paket" schon enthalten. Spielen Sie Tennis, Golf oder eine ähnliche Sportart bzw. belasten Sie Ihren Arm regelmäßig z.B. bei handwerklichen Tätigkeiten und schlagen Sie auf den Test (siehe Kapitel *Tennisarm Seite 91*) an, obwohl Sie den PC nur relativ wenig benutzen, dann sollten Sie sich das spezielle Kapitel zum *Tennisarm (Seite 91)* anschauen.

Gehen Sie mit Ihren Beschwerden zum Arzt, wird er Ihnen u.U. eine Sehnenscheidenentzündung (Tendovaginitis/Tenosynovitis, ICD-10 M65.X[1]) diagnostizieren. Eine Sehnenscheidenentzündung erkennt man fast immer an einem hörbaren Knirschen bei belastenden Bewegungen. Bei RSI ist das aber nur selten der Fall. Aufgrund der verschiedensten *Ursachen (Seiten 6 und 10)* und Beschwerden (s.u.) ist eine eindeutige Diagnose oft schwierig, ins-

1 http://www.dimdi.de/static/de/klassi/icd-10-gm/kodesuche/onlinefassungen/htmlgm2017/block-m65-m68.htm

besondere bei diffusen Schmerzen ohne von außen sichtbaren oder durch medizinische Tests nachweisbaren strukturellen Veränderungen. In solchen Fällen passt am ehesten ICD-10 M70.8 („Sonstige Krankheiten des Weichteilgewebes durch Beanspruchung, Überbeanspruchung und Druck")[1].

Besonders im englischen Sprachraum wird statt von RSI oder Repetitive Strain Injury auch von Repetitive Stress Injury, CTD (Cumulative Trauma Disorder) oder OOS (Occupational Overuse Syndrome) gesprochen.

Verbreitung

RSI ist definitiv kein kleines Randthema, wie es einige (insbesondere deutsche) Ärzte gerne beschreiben. Die dem „U.S. Department of Labor" unterstellte Behörde „Occupational Safety and Health Administration" hat bereits 1996 festgestellt[2], dass sich die mit RSI verbundenen jährlichen Kosten für Arbeitgeber in den USA auf 120 Milliarden Dollar summieren. Jede vierte Krankschreibung basiere auf Beschwerden im Zusammenhang mit RSI.

Eine repräsentative Befragung[3] von 1002 Bürokräften in Nordrhein-Westfalen hat im Jahr 2000 ergeben, dass 62% der Befragten über Schmerzen im Nacken-Schulter-Bereich und 24% über Muskelschmerzen im Arm klagten. Alle Befragten arbeiteten mindestens drei Stunden täglich am Computer.

Art der Beschwerden

Betroffene klagen meist über verschiedene Beschwerden in variierender Stärke.

- stechende Schmerzen
- diffuse Schmerzen
- Taubheit
- Sensibilitätsstörungen

1 http://www.dimdi.de/static/de/klassi/icd-10-gm/kodesuche/onlinefassungen/htmlgm2017/block-m70-m79.htm

2 https://web.archive.org/web/20150909002413/https://www.osha.gov/pls/oshaweb/owadisp.show_document? p_table=SPEECHES&p_id=206

3 Landesanstalt für Arbeitsschutz des Landes Nordrhein-Westfalen (2001). Computerarbeit – selten beschwerdefrei. Verbreitung von RSI unter Erwerbstätigen mit Bildschirmarbeitsplätzen in NRW. Düsseldorf: LfA NRW. S. 1

- Kribbeln
- Kraftverlust
- Kälte
- Schwellungen

Ort der Beschwerden

RSI äußert sich fast immer an mehreren Stellen am Oberkörper, insbesondere:

- Handoberseiten
- Handgelenke
- Unterarme
- Ellenbogen
- Schultern
- Nacken
- Rücken

Ursachen

Repetitive Strain Injury wird in den meisten Fällen durch eine physische Überlastung hervorgerufenen, kann aber auch einen psychischen Hintergrund haben. Folgende primäre Ursachen sind zurzeit bekannt:

1) Physische Überlastung durch wiederholte Bewegungen
2) Psychosomatische Ursachen
   a) Tension Myositis Syndrome
   b) Angst vor RSI

Die Schmerzen treten häufig erstmals in sehr stressigen Phasen auf, wobei Stress meist nur der Auslöser, nicht die Ursache ist. Je länger die Beschwerden anhalten, desto mehr spielen auch (weitere) psychische Aspekte eine Rolle: Angst vor der Zukunft; Angst, die momentane Arbeit aufgeben zu müssen; Angst, nie wieder vollständig gesund zu werden. Egal, ob die primäre Ursache physischer oder psychischer Natur war, spätestens nach einigen schmerzhaften Monaten spielen diese Ängste eine signifikante Rolle.

Alle Ursachen haben zur Folge, dass das **Gewebe schlechter durchblutet** wird. Ob durch angespannte und überlastete Muskeln (physische Ursache) oder direkt gesteuert vom zentralen Nervensystem (psychosomatische Ursache). Die geringere Durchblutung bedeutet für das Gewebe eine **Unterversorgung mit Sauerstoff** und einen **mangelnden Abtransport von Abfallprodukten**.

Es gibt einige RSI-Unterarten, die operiert werden können. Zu nennen sind hier beispielsweise das Ulnarisrinnen- oder das Karpaltunnelsyndrom. Diese Nervenkompressionssymptome können Auslöser der Schmerzen sein, sie sind es jedoch bei PC-Nutzern meistens nicht. Insbesondere das Karpaltunnelsyndrom (CTS) wird von einigen Ärzten zu schnell diagnostiziert.[1] Das ist nachvollziehbar, denn hier ist ein operativer Eingriff möglich und eine scheinbare Lösung gefunden. Aber auch in den Fällen, wo die CTS-Diagnose richtig ist und ein operativer Eingriff kurzfristige Linderung bringt, kommen die Schmerzen nach einiger Zeit häufig wieder, da die eigentlichen Ursachen (schlechte Körperhaltung, Überlastung etc.) nicht an-

1 Damany, Suparna; Bellis, Jack (2000). It's Not Carpal Tunnel Syndrome! RSI Theory and Therapy for Computer Professionals. Philadelphia: Simax

gegangen wurden. Wenn Ihnen eine Operation vom Arzt empfohlen wird, dann holen Sie sich unbedingt noch eine zweite Meinung ein. Sie sollten sich vor einem operativen Eingriff absolut sicher sein und alle nichtinvasiven Möglichkeiten bereits ausgeschöpft haben.

Nachfolgend finden Sie die drei primären Ursachen näher beschrieben. Zu jeder habe ich ein Diagramm erstellt, das einen möglichen Krankheitsverlauf darstellt. Die Skalierung der x-Achse (Januar bis Dezember) ist natürlich bei jedem Menschen unterschiedlich. In meinem Fall müsste ich sie mehr als verdoppeln, für die meisten Betroffenen allerdings halbieren. Wenn die Schmerzen bisher nur vorübergehend auftraten, können sie bei Einhaltung der Tipps bereits eine Woche später wieder abgeklungen sein. Die verschiedenen Ursachen treten nicht immer isoliert auf, es können Mischformen entstehen.

Der geradlinige Verlauf der Schmerzlinie ist ein wenig irreführend: Bei wirkender Behandlung sollte zwar im Laufe der Zeit eine kontinuierliche Besserung eintreten, jedoch verläuft diese alles andere als geradlinig. Es kann vorkommen, dass Sie an manchen Tagen fast so starke Beschwerden haben wie noch am ersten Tag und einen Tag darauf fast schmerzfrei sind. Generell lässt sich sagen (das wurde mir auch von anderen Betroffenen bestätigt), dass anfangs die schmerzfreien Intervalle länger werden und erst mit der Zeit die Schmerzintensität nachlässt.

1) Physische Überlastung

Wie schon in dem Kapitel *Was ist das RSI-Syndrom? (Seite 6)* geschrieben, ist eine monotone Belastung die häufigste Ursache für RSI. Kleinste Gewebeschädigungen werden in Ruhephasen (z.B. über Nacht) normalerweise wieder repariert. Sind die Ruhephasen zu kurz bzw. die Belastungen zu hoch, summieren sich die Gewebeschädigungen und irgendwann ist dann ein Level erreicht, ab dem die Unterarme anfangen zu schmerzen.

„Aber ich bewege doch nur meine Finger, das ist doch nicht anstrengend?!“ Für die betroffenen Muskeln, Sehnen, Nerven und Gelenke sind tausendfach wiederholte Bewegungen sehr wohl anstrengend und schädlich, auch wenn sie sich erst nach einiger Zeit schmerzhaft bemerkbar machen.

Über einen normalen Arbeitstag verteilt summieren sich E-Mails, Berichte, Notizen etc. schnell auf vier Din A4-Seiten. Bei durchschnittlich 3.800 Zeichen pro Seite sind das dann schon 15.200 Fingerbewegungen. Hinzu kommen Korrekturen des Geschriebenen sowie etliche Mausklicks. 20.000 Bewegungen kommen also bereits durch die Arbeit im Büro sehr schnell zusammen. Inklusive privater Computernutzung am Abend sind wir so bei 25.000.

Vergleichen wir das einmal mit einem Marathonlauf: hierzu benötigt man ungefähr 50.000 Schritte. Meinen Sie, dass es gesund ist, jeden Tag einen Halbmarathon (21 km) zu laufen? Und das nicht nur ein paar Wochen lang, sondern Jahre oder sogar Jahrzehnte? Der langfristige Verschleiß ist hier offensichtlich.

Die Belastung verteilt sich am PC zwar auf mehr als zwei Finger, jedoch sind die vergleichsweise kleinen Muskeln im Unterarm auch viel weniger belastbar als die Beinmuskulatur. Außerdem findet Büroarbeit meist in absolut unergonomischen Positionen statt, so dass u.a. die mangelnde Sauerstoffzufuhr ein weiterer Belastungsfaktor ist.

Die jahrelange extreme Belastung war auch in meinem Fall die Ursache für meine Schmerzen. Mit dieser am häufigsten anzutreffenden Form des Repetitive Strain Injury beschäftigt sich deshalb auch ein Großteil dieses Buches.

Normalerweise treten die ersten Schmerzen nach langen, belastenden Arbeitsphasen auf. Werden diese Warnsignale über Wochen ignoriert, dann intensivieren sich die Schmerzen, treten regelmäßig auf und sind oft weit in den Feierabend hinein zu merken. Wird jetzt immer noch nicht die Arbeitseinstellung, Haltung, Pausengestaltung etc. überdacht, können sich die Schmerzen chronifizieren und verschwinden selbst in längeren Ruhephasen (Urlaub) nicht mehr vollständig. Je länger Sie nichts gegen die Schmerzen tun, desto langwieriger wird auch der Erholungsprozess.

In dem Diagramm können Sie erkennen, dass die physischen Überlastungen durch regelmäßige Pausen, Dehnübungen usw. kontinuierlich verringert werden können. Falls Sie jedoch erste Warnzeichnen (z.B. vorübergehende leichte Schmerzen im Handgelenk) über einen längeren Zeitraum ignoriert haben, dann kann sich die Heilung schnell über mehrere Monate hinziehen. Je länger die Schmerzen anhalten, desto mehr werden Sie die Heilungsfähigkeit (die zweifellos vorhanden ist!) Ihres Körpers anzweifeln. Insofern sollten sich alle Betroffenen auch das Kapitel *Psyche (Seite 74)* anschauen.

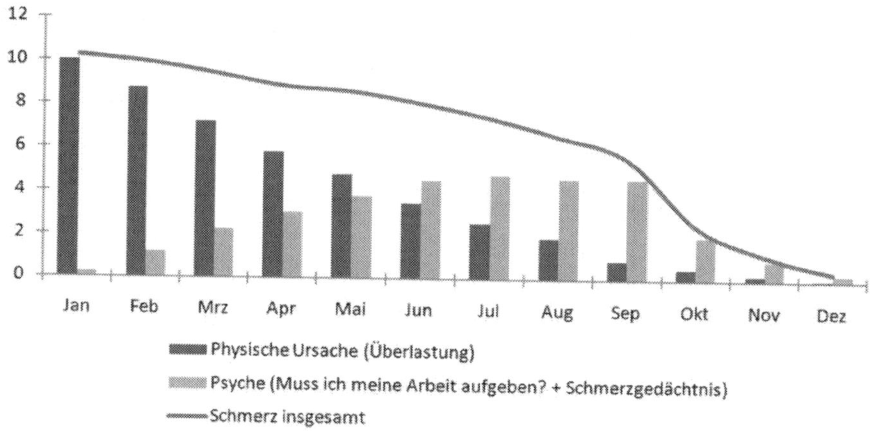

Eine häufig auftretende Frage ist: „Warum gab es früher (im Zeitalter der Schreibmaschinen) fast überhaupt keine vergleichbaren Probleme?“ Die Gründe sind schnell aufgezählt: Geringere Schreibgeschwindigkeit, Zwangspausen beim Wechseln der Seiten und beim Wagenrücklauf (Monotonie wurde durch andersartige Handbewegungen unterbrochen) und natürlich benutzten viel weniger Menschen damals überhaupt Schreibmaschinen. Heutzutage gibt es ja fast keinen Beruf mehr, der komplett ohne PC-Nutzung auskommt.

2a) Psyche (Tension Myositis Syndrome)

Nicht immer ist RSI auf eine bloße physische Überlastung zurückzuführen. Wie schon im vorherigen Abschnitt erklärt, spielt auch die Psyche in den meisten Fällen eine (wenn auch untergeordnete) Rolle. Sie kann aber auch bei einigen Menschen die Hauptursache sein! Einige Betroffene würden jetzt normalerweise mit dem Lesen aufhören und eine Seite weiter blättern wollen: „Mein Schmerz ist real, den bilde ich mir doch nicht ein!“ Natürlich ist Ihr Schmerz real, jedoch basiert er eventuell nicht auf kleinen Gewebeschädigungen. Das Gehirn hat die Möglichkeit, den Blutfluss (und somit auch die Sauerstoffversorgung) zu steuern, so dass in einigen Bereichen Schmerzen entstehen können. Mit diesen Schmerzen versucht das Gehirn, Sie von schlimmen Erfahrungen/Gefühlen oder Stress im Unterbewusstsein abzulenken. Einige Beispiele sind: Tod eines Familienmitglieds/Freundes, Scheidung, Probleme mit Arbeitskollegen/ Freunden, Krankheit eines Familienmitglieds/Freundes, neuer Chef, Schulden, ... Aber auch eigentlich positive Veränderungen im Leben können **unterbewusst** großen Stress auslösen: Umzug, Heirat, Geburt eines Kindes, ...

Dr. John Sarno hat dieses Phänomen mehrere Jahrzehnte erforscht und ihm den Namen Tension Myositis Syndrome (TMS) gegeben. Es ist nicht nur die Ursache für Schmerzen im Armbereich, sondern kann den gesamten Körper betreffen. Unter Fachleuten, besonders bei traditionellen Ärzten wie Orthopäden, ist diese Theorie sehr umstritten. In seinem Buch *The Mindbody Prescription*[1] verweist Dr. Sarno jedoch auf seine hohe Erfolgsquote bei mehreren tausend Patienten. Auch diverse Erfolgsgeschichten[2] bestätigen seine Theorie.

„Woran erkenne ich, dass ich von TMS betroffen bin?" Diese Frage ist nicht ganz einfach zu beantworten, denn der verursachende Stress ist unterbewusst und nicht immer konkret zu benennen. Falls Sie deutlich weniger als die Hälfte Ihrer Arbeitszeit am PC sitzen (bzw. vergleichbare RSI-gefährdete Tätigkeiten ausführen) oder Sie erst seit kurzem intensiv mit dem PC arbeiten (1-2 Jahre), dann sollten Sie TMS in jedem Fall als mögliche Ursache in Betracht ziehen. Es schadet jedoch auch allen anderen nicht, sich mit TMS zu beschäftigen (auch deshalb nicht, weil ebenfalls andere Beschwerden wie zum Beispiel Rücken- oder Kopfschmerzen und sogar Depressionen von TMS ausgelöst werden können). Insofern sollten Sie sich die weiteren Informationen in dem Kapitel *Psyche (Seite 74)* anschauen; selbst wenn Sie nicht glauben, dass Sie von TMS betroffen sind.

In dem Diagramm erkennen Sie, dass bei einem „klassischen" Tension Myositis Syndrome die physischen Überlastungen eine nur untergeordnete Rolle spielen. Hinzu kommt: Je länger Sie Ihre unterdrückten Emotionen nicht adressieren, desto wahrscheinlicher wird es, dass Sie Ängste vor der Zukunft entwickeln.

1 Sarno, John E. (1999). The Mindbody Prescription: Healing the Body, Healing the Pain. New York: Warner Books

2 http://www.repetitive-strain-injury.de/weitere-erfahrungsberichte.php

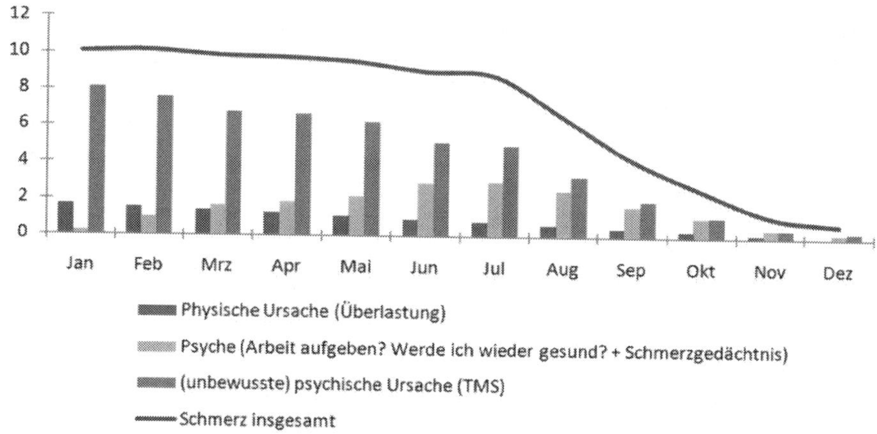

2b) Psyche (Angst vor RSI)

Ein Kollege oder eine Kollegin ist jetzt schon seit mehreren Wochen mit starken Schmerzen in beiden Unterarmen krankgeschrieben? Ihre Firma führt eine Schulung zum Thema „Gesundes Arbeiten" durch und Sie merken, dass Sie bisher extrem unergonomisch gesessen haben? Sie arbeiten täglich sechs Stunden oder mehr am PC? Sie haben meine Krankheitsgeschichte gelesen? Gerade jetzt müssen Sie Überstunden einlegen, um ein wichtiges Projekt zu beenden?

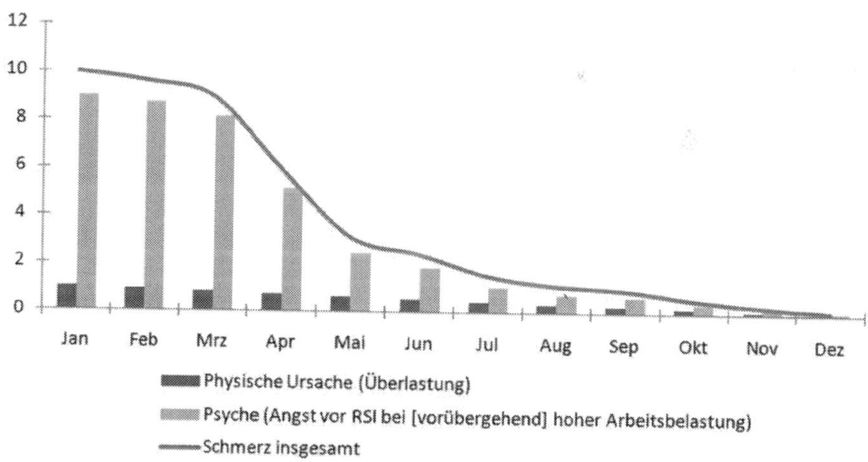

Schon die bloße Angst vor RSI kann paradoxerweise RSI auslösen. Wenn Sie beim Arbeiten die ganze Zeit an die möglichen schmerzhaften Folgen denken, so werden Sie fast automatisch verkrampfen und sich nicht mehr natürlich bewegen. Als Folge verschlechtert sich der Blutfluss und es tritt genau das ein, was Sie eigentlich verhindern wollten - eine **selbsterfüllende Prophezeiung**.

Lesen Sie den entsprechenden Abschnitt in dem Kapitel *Psyche (Seite 77)*, niemand muss das Repetitive Strain Injury Syndrom entwickeln!

Meine Geschichte

Krankheitsverlauf

Als im Juli 2006 bei mir die ersten Schmerzen auftraten, war ich gerade 20 Jahre alt; nicht unbedingt ein Alter, in dem normalerweise große Verschleißerscheinungen auftreten. Mit der extremen Technikvermehrung in privaten Haushalten in den frühen Neunzigern hat sich aber die Handbelastung drastisch erhöht. Spielekonsolen, Computer und Handys lassen sich überwiegend nur durch Fingerbewegungen bedienen. Inzwischen habe ich leidvoll erfahren, wie extrem belastend diese tausendfachen Wiederholungen für Muskeln, Sehnen, Gelenke und Nerven sind.

Angefangen mit Tetris auf dem Gameboy, bin ich schnell auf die ersten Computerspiele umgestiegen. Flugsimulatoren, Autorennen, Strategiespiele, Ego-Shooter... Das Internet kam (wenn überhaupt) im Schneckentempo über die analoge Telefonleitung und war im Vergleich zu heute teuer. Wikipedia und Google gab es noch nicht, Hausaufgaben wurden noch handschriftlich gemacht und Handys waren kaum verbreitet.
Ich möchte damit verdeutlichen, dass meine Handbelastung vom 7. bis 14. Lebensjahr - im Vergleich zu heutigen Kindern - noch moderat war.

Als Jugendlicher habe ich anfangs intensiv am Computer gespielt (oft mehrere Stunden täglich). Mit der Zeit habe ich dann aber meine Begeisterung für das Erstellen von Internetseiten entdeckt und einen Großteil meiner PC-Zeit hierauf verwendet. Hinzu kam das Entwerfen kleiner Programme im Informatikunterricht und zu Hause. Nebenbei habe ich einmal wöchentlich in einem Computerladen gearbeitet. Alle meine absolvierten Praktika hatten in irgendeiner Form mit Computern zu tun. Auch im Zivildienst konnte ich meine Computerkenntnisse einbringen. Nebenbei gründete ich ein Kleingewerbe für PC-Service und Webdesign.
Bis zu diesem Zeitpunkt hatte ich nie Schmerzen in den Händen oder Unterarmen nach Arbeit am PC. Auch habe ich nie darüber nachgedacht, zwischendurch kurze Pausen einzulegen, um dem Gewebe Zeit zu geben, sich zu erholen. Hätte mich damals jemand hierauf aufmerksam gemacht, hätte ich mir höchstwahrscheinlich nicht vorstellen können, was für enorme Schmerzen sich aus dieser Belastung ergeben können.

Meine Handbelastung vom 14. bis 20. Lebensjahr war für die damalige Zeit weit überdurchschnittlich.

Mit der zunehmenden Technologisierung aller Lebensbereiche wird die durchschnittliche Belastung in den kommenden Jahren und Jahrzehnten noch deutlich steigen. Meine Prognose muss folglich leider lauten, dass Hand-Unterarm-Beschwerden infolge von Überlastungen (Repetitive Strain Injuries) in Zukunft häufiger auftreten werden. Da eine Heilung sehr viel schwieriger ist als die Prävention, möchte ich mit meiner Internetseite und diesem Buch aktiv an der Vermeidung von Überlastungsschmerzen mitwirken. Abstrakte Warnungen Dritter treffen wahrscheinlich bei 99% aller Menschen auf Nichtbeachtung (ich hätte nicht anders reagiert). Erst wer selbst bereits Schmerzen spürt, wird sich mit diesem Thema beschäftigen und das Risiko ernst nehmen.

Ich hoffe, mit dem persönlichen Teil dieses Buches ein paar Zweifler zu erreichen. Auch wenn ich nur einige überzeuge und diese mit wenigen präventiven Maßnahmen die eigene RSI-Entwicklung verhindern können, hat sich das Erstellen dieses Buches bereits gelohnt!

Im restlichen Kapitel finden Sie den chronologischen Verlauf meiner Krankheit. Erwähnt sind nicht alle Diagnosen und Maßnahmen, ich beschränke mich auf die wichtigsten. *Kursive Textstellen* sind rückblickende Anmerkungen.

Juli 2006

Am Ende eines dreimonatigen Praktikums bekam ich das erste Mal leichte Schmerzen in meinem rechten Handgelenk. In den folgenden Tagen arbeitete ich noch normal weiter, in der Hoffnung, dass spätestens zum Wochenende wieder alles okay sei - war es aber nicht. Auch ein Mauswechsel in die linke Hand brachte keine nennenswerte Verbesserung. Die Schmerzen hatten sich innerhalb einer Woche deutlich intensiviert und jetzt waren bereits beide Handgelenke gleich stark betroffen. Am Wochenende schwollen dann beide Unterarme so stark an, dass ich selbst meine Uhr nicht mehr schließen konnte. Mein Arzt diagnostizierte eine Sehnenansatzreizung und verschrieb mir Diclofenac-Salbe und Ibuprofen 400-Tabletten. Prognose: In ein bis zwei Wochen sei wieder alles normal.

Bei den meisten Menschen entwickelt sich das RSI-Syndrom nicht wie bei mir innerhalb nur einer Woche. Normalerweise gibt es im Vorfeld Warnsignale in Form von vorübergehenden, leichten Beschwerden.

August 2006

Nach drei Wochen Tabletten- und Salbenbehandlung war die Schwellung verschwunden, die starken Schmerzen in beiden Unterarmen, selbst bei Nichtbelastung, aber blieben. Aus der diagnostizierten Sehnenansatzreizung wurde jetzt eine Sehnenscheidenentzündung. Cortisonspritzen in beide Ellenbogen brachten nur für den jeweiligen Tag Linderung.

Von einer Cortisonbehandlung rate ich ab, da langfristige Gewebeschädigungen nicht ausgeschlossen sind und sich zudem die positive Wirkung bei mir sehr in Grenzen hielt.

September 2006

Seit Beginn der Schmerzen hatte ich fast nicht mehr am PC gearbeitet und auch sonst alle Aktivitäten eingestellt, die die Hände auch nur im Geringsten belasten könnten. Diese absolute Schonung wirkte sich schnell deutlich negativ auf meine körperliche Fitness aus. Querfriktionsmassagen verringerten den Ruheschmerz. Krankengymnastik an Geräten zum Muskelaufbau musste ich wegen deutlicher Verschlechterung bereits nach der ersten Anwendung abbrechen.

Die Krankengymnastik hätte mir helfen können, doch erst zu einem deutlich späteren Zeitpunkt. Bei noch dauerhaften Ruheschmerzen sollte auf Kräftigungsübungen verzichtet werden. Ich hätte mich stattdessen mehr bewegen sollen (z.B. mit hängenden Armen regelmäßig joggen).

Oktober - Dezember 2006

Durch das Tragen von Handgelenksbandagen und die Schonung während der letzten zweieinhalb Monate waren meine Beschwerden bis zum Beginn meines dualen Studiums Wirtschaftsinformatik (Studium + Ausbildung) weniger geworden. Noch weit entfernt von vollständiger Heilung, aber zumindest konnte ich wieder ein wenig am PC arbeiten.

Da bereits der zweite Orthopäde mit seinem Latein offensichtlich am Ende war, schickte er mich zu einer Heilpraktikerin. Diese diagnostizierte eine Schwermetallvergiftung und ordnete eine Entgiftung an.

Zu den stechenden Schmerzen kamen im Laufe der Zeit leichte Sensibilitätsstörungen hinzu. Besonders wenn die Arme schlecht durchblutet waren, spürte ich ein merkwürdiges Gefühl in beiden Unterarmen. Dieses Gefühl hatte ich vorher noch nie erlebt, man spürt diffus den gesamten Unterarm; kein richtiger Schmerz, aber als konstantes Gefühl sehr unangenehm.

Die Entgiftung war reine Zeit- und Geldverschwendung (später durchgeführte Haar- und Blutanalysen waren negativ). Außerdem brachte mich diese Diagnose von den zwischenzeitlich im Internet gefundenen Informationen zum RSI-Syndrom ab.

Januar - März 2007

Osteopath und Chiropraktiker waren sich einig, dass meine Armschmerzen von der Wirbelsäule ausgingen. Das Beseitigen von Blockaden im Bereich der Hals- und Brustwirbelsäule brachte stets eine kurzfristige Besserung. Auch eine Einführung in die Triggerpunktmassage war hilfreich. Die Hinweise zur richtigen Körperhaltung und Übungen zur Rumpfkräftigung beseitigten die sich in 2006 entwickelten Nacken- und Rückenschmerzen komplett. Mein Hauptproblem aber, die starken Schmerzen bei Tätigkeiten mit den Händen (z.B. PC-Arbeit oder dem handschriftlichen Verfassen von Texten), hatte sich nicht nachhaltig verbessert.

Warum war bisher noch kein Arzt auf meine deutlichen Hinweise eingegangen, dass ich schon seit Jahren sehr viel am Computer arbeite? Schwermetallvergiftung, zu eng gebogene Halswirbel, Trauma eines Fahrradunfalls oder weit zurückliegende Sportverletzungen wurden als Ursache herangezogen. Warum sah niemand, dass die jahrelange, intensive Arbeit am PC eine simple Überlastung der beteiligten Strukturen nach sich gezogen hatte? Viel später habe ich bei „Wer wird Millionär" folgende 8000 €-Frage gesehen: „Wie wird das RSI-Syndrom häufig noch bezeichnet?" „Mausarm" war die richtige Antwort. Dieses Millionen von Menschen betreffende Problem ist anscheinend bei vielen deutschen Ärzten noch nicht angekommen.

April - Juni 2007

Die Beschwerden im linken Arm verbesserten sich leicht, rechts blieben sie leider unverändert. Meine Muskeln hatten sich durch die einjährige Schonung stark zurückgebildet, selbst bei geringen Belastungen fühlten sie sich schnell verhärtet an. Das Mitschreiben in den Vorlesungen hatte ich weitgehend aufgegeben, ich arbeitete stattdessen mit Kopien von Kommilitonen. Neben den richtigen Schmerzen traten weiterhin sporadische Sensibilitätsstörungen auf (es war kein Zusammenhang mit vorheriger Belastung zu erkennen).

Ein Arzt mit Schwerpunkt in der traditionellen chinesischen Medizin (TCM) war sehr erstaunt, dass mir keiner der bisherigen Ärzte Dehnübungen für die Unterarme empfohlen hatte.

Da ich zwischendurch auf Anraten eines anderen Arztes immer mal wieder Handgelenksbandagen trug, war die Beweglichkeit meine Handgelenke mit der Zeit stark zurückgegangen. Die empfohlenen Dehnübungen waren absolut richtig, ich hätte aber vorsichtiger anfangen sollen.

Juli - September 2007

Durch regelmäßige Massage und Dehnübungen verschwanden die Unterarmverhärtungen nahezu vollständig. Ich war jetzt wieder zu meiner eigenen Diagnose RSI-Syndrom zurückgekehrt und informierte mich eingehend im Internet und mit dem Buch *It's Not Carpal Tunnel Syndrome! RSI Theory and Therapy for Computer Professionals*[1]. Die renommierte Handchirurgieabteilung eines Krankenhauses konnte mit diesem Begriff absolut nichts anfangen und zeigte auch nach Vorlage des Buches kein Interesse, sich intensiver mit dem Thema zu beschäftigen. Man überwies mich lediglich zu einem weiteren niedergelassenen Orthopäden.

Auch in der Orthopädieabteilung eines anderen Krankenhauses begegnete man mir anfangs mit Unwissen (dafür aber mit sehr viel Geduld und Freundlichkeit). Erst der hinzugezogene Oberarzt kannte das RSI-Syndrom, sah die PC-Belastung als Ursache und bestätigte nach über einem Jahr mit der Krankheit meine eigene Diagnose!

Oktober 2007 - Januar 2008

Mit leichten Kräftigungsübungen konnte ich den fortschreitenden Muskelabbau stoppen. Die Schmerzen im rechten Unterarm waren weiterhin stärker als im linken, insgesamt spürte ich keine Besserung. Die Besuche bei einer Schmerztherapeutin und einer Psychologin brachten zwar keine neuen Erkenntnisse, geschadet haben sie aber auch nicht.

Februar - Juli 2008

Es war offensichtlich, dass sich trotz richtiger Diagnose und entsprechender Übungen keine Besserung einstellen wollte. Als Konsequenz fasste ich den schwerwiegenden Entschluss, mein duales Studium abzu-

1 Damany, Suparna; Bellis, Jack (2000). It's Not Carpal Tunnel Syndrome! RSI Theory and Therapy for Computer Professionals. Philadelphia: Simax

brechen, um die PC-Belastung zu reduzieren und meinem Körper Zeit geben zu können, sich zu erholen.

Dank des Tipps eines ehemaligen RSI-Betroffenen ging ich zu einer Vojta-Therapeutin. Sie half mir beim gezielten Muskelaufbau und zusammen korrigierten wir meine über Jahre „antrainierte" Fehlhaltung, anfangs einmal wöchentlich, später alle zwei Wochen. Ich richtete meinen Arbeitsplatz ergonomisch ein, machte regelmäßig Dehn- und Nervengleitübungen, massierte meine Triggerpunkte, regte meine Durchblutung an, trieb wieder regelmäßig Sport und beschäftigte mich mit dem Schmerzgedächtnis und weiteren psychischen Einflussfaktoren. Meine Beschwerden wurden kontinuierlich geringer, gleichzeitig steigerte ich langsam die PC-Belastung und fing an, eine Homepage über das RSI-Syndrom zu erstellen.

Weitere Informationen zur Vojta-Therapie finden Sie auf der Homepage der Internationalen Vojta Gesellschaft e.V.[1]

RSI ist ein sehr komplexes Thema, das von vielen Faktoren beeinflusst wird. Am Umfang dieses Buches erkennen Sie, dass ein Arzt Ihnen in der durchschnittlich fünf bis zehn Minuten dauernden Behandlungszeit unmöglich alle vorhandenen Tipps mit auf den Weg geben kann. Was man aber erwarten sollte, ist eine richtige Diagnose und der Hinweis auf weitere Informationsquellen. Nicht nur den Beteiligten würde eine korrekte Diagnose helfen, auch dem Gesundheitssystem blieben teure Mehrfachuntersuchungen erspart.

Für mich war es rückblickend die richtige Entscheidung, die Arbeitsbelastung vorübergehend komplett herunterzufahren. Um einen solchen drastischen Schritt kommen die meisten Betroffenen aber glücklicherweise herum, da ihre Beschwerden deutlich geringer sind und sie auch früher mit den richtigen Gegenmaßnahmen anfangen. Nur falls Sie vergleichbar lange betroffen sind, andere Erkrankungen ausgeschlossen wurden und sich absolut keine Besserung einstellt, sollten Sie an diese von mir gewählte Möglichkeit denken.

August - Oktober 2008

Nach der deutlichen Besserung im Sommer war es im August Zeit, erneut ein Studium aufzunehmen. Um regelmäßig Pausen einlegen und mir die Arbeitszeit flexibel einteilen zu können, fiel meine Wahl auf ein Fernstudium. Ich habe mich gegen Wirtschaftsinformatik entschieden, da ich das Glück nicht herausfordern wollte, indem ich später beruflich acht Stunden

1 http://www.vojta.com

täglich, fünf Tage die Woche am PC arbeiten würde. Ich habe BWL gewählt, da mich wirtschaftliche Zusammenhänge sehr interessieren (Wirtschaft/ Politik war bereits einer meiner Leistungskurse) und ich mich ggf. später immer noch auf den IT-Sektor spezialisieren kann.

November 2008 - Juli 2009

Die letzten Monate verliefen sehr positiv: Beschwerden in Ruhephasen treten nahezu nicht mehr auf, selbst starke muskuläre Belastungen wie Klimmzüge oder Liegestütze sind problemlos möglich. Einzig nach mehreren Stunden Arbeit am PC erinnern mich meine Unterarme an die wichtigen Kurzpausen. Was ich in dieser Phase sehr deutlich gemerkt habe ist, dass über Monate bzw. sogar Jahre geschonte Muskulatur eine vergleichbare Zeit des Trainings benötigt, bis sie sich vollständig regeneriert hat. Und solange die Muskulatur noch nicht wieder ihre ursprüngliche Stärke zurückgewonnen hat, darf man sich nicht der Illusion hingeben, in demselben Umfang wie früher am PC arbeiten zu können.

August 2009 - Juli 2010

Seit einem Jahr arbeite ich wieder täglich problemlos viele Stunden am Computer. Ruheschmerzen ohne vorherige Belastung sind nicht mehr aufgetreten und durch Training ist die Muskulatur auch wieder auf „vor RSI-Niveau". Wenn man keine Beschwerden hat, fällt man leider sehr schnell wieder in eine unergonomische Arbeitshaltung zurück und vergisst die regelmäßigen Pausen. Insofern sehe ich es schon fast als positiv an, wenn mich in solchen Situationen ein leichtes Ziehen in den Unterarmen hierauf aufmerksam macht.

August 2010 - Oktober 2016

Auch seit dem letzten Eintrag sind keine nennenswerten Schmerzen mehr aufgetreten. Nach einem gesamten Arbeitstag nur am PC fühlen sich die Unterarme zwar etwas anders an als nach vergleichbaren Arbeiten früher, aber das kann auch an meiner stärkeren Sensibilisierung für das Thema liegen. Eingeschränkt bin ich dadurch überhaupt nicht.

Ärztliche Diagnosen

Im Verlauf meiner Krankheit habe ich verschiedene Allgemeinmediziner, Orthopäden, Osteopathen, einen Chiropraktiker, zwei Neurologen, einen Sportphysiotherapeuten, zwei Physiotherapeutinnen, eine Masseurin, eine Homöopathin, die Handchirurgie eines renommierten Krankenhauses, die Orthopädieabteilung eines weiteres Krankenhauses, eine Schmerztherapeutin sowie eine Psychologin aufgesucht.

Bis auf zwei Ausnahmen kannte niemand den Begriff RSI. Noch schlimmer: **Mehrfach musste ich mir anhören, dass Schmerzen infolge übermäßiger PC-Nutzung grundsätzlich nicht auftreten können!** Gleichzeitig wurden aber diverse andere (angebliche) Probleme festgestellt. Die Diagnosen einiger Ärzte waren bestimmt richtig, beschrieben aber nur einen Teil meiner Probleme. Es gab übrigens keinen Unterschied zwischen Privat- und Kassenärzten, die Hilfe hielt sich bei beiden Gruppen stark in Grenzen.

Diagnosen in chronologischer Reihenfolge (gleiche Diagnosen verschiedener Ärzte sind nur einmal aufgeführt):

- Sehnenansatzreizung
- Sehnenscheidenentzündung
- Tennisarm
- Schwermetallvergiftung
- Blockaden im Bereich der Brust- und Halswirbelsäule
- Gereizte Nerven im Bereich des Unterarms
- Überlastung der Handgelenke durch „Abschalten“ anderer Armmuskeln verursacht durch Neigen des Kopfes
- TL HWS ok, Flex/ex der HWS macht Pronation re w; Doppel-TL untere BWS und HWS w
- LWS-Fixation; HWS-Syndrom; Schulter-Arm-Syndrom bds.; Myogelose; Myalgien
- Parästhesien in beiden Armen bis zum Handgelenkbereich
- Unklare Handgelenkssymptomatik beidseits
- Sehr eng gebogene Halswirbel, nicht optimaler Verlauf des Spinalkanals

- Persistierende Epicondylitiden radialis beidseits mit myofaszialen Schmerzpunkten im Unterarm-Extensorenbereich und muskulärer Dysbalance, Ausschluss Wurzelkompression (neurologischer Status), HWS-Funktionsstörung C5/6 rechts
- Chronische Handgelenksinstabilität mit Intercarpalblockierung (beidseitig)
- Muskelverkürzungen, -verhärtungen und –verspannungen
- Chron. Rez. Muskelbeschwerden im Bereich der Unterarme bei Muskeltriggerpoints im Bereich beider Unterarme und Fingerstrecker (Travell und Simons)
- Überstreckte Halswirbelsäule, Steilstellung der unteren Brustwirbelsäule und Lendenwirbelsäule sowie eine links konvexe Brustwirbelsäule (Seitauslenkung der BWS nach links) bei ausgesprochen gutem muskulären Status (Sportler!)

  Deutliche, vegetative Dysregulation mit überschießenden Hautreaktionen auf Druck und Berührung (Rötung) und sehr blassen Händen, in etwa einem Handschuh entsprechend

Maßnahmen / Medikamente

Fast jeder Arzt hatte eine andere Idee, um mein Problem zu lösen. In der folgenden Tabelle ist chronologisch aufgelistet, was ich gemacht habe; mit dem jeweils dazugehörigen (Miss)Erfolg. Doppelte Behandlungen (wie zum Beispiel Einrenken der Wirbel) sind nur einmal aufgeführt.

Maßnahme	Gefühlte Auswirkung
Anfangs jegliche Tätigkeit mit den Händen vermieden	Die Schmerzen sind nicht schlimmer geworden
Diclofenac-Salbe für Unterarme und Ibuprofen 400-Tabletten für drei Wochen	Schwellung der Unterarme ist nach drei Wochen zurückgegangen
Röntgenaufnahmen von Handgelenken und Ellenbogen	Keine Auffälligkeiten auf den Bildern erkennbar
3x Cortisonspritzen in beide Ellenbogen	Für jeweils einen Tag schmerzfrei
Epicondylitis-Spangen für beide Arme	Keine
Wochenlange absolute Ruhe (sehr wenig Bewegung)	Leichte Besserung
Neurologische Untersuchung der Unterarme	Nervenleitgeschwindigkeit in Ordnung
11x Querfriktionsmassagen	Weniger Ruheschmerzen
Krankengymnastik an Geräten	Deutliche Verschlechterung, deshalb abgebrochen
8x Reizstrom Unterarme	Nur kurzfristige Besserung
Handgelenksbandagen durchgängig für zwei Wochen	Geringe Besserung
Sechs Wochen Spirulina Maxima Algen zum Einnehmen und Cilantris-Essenz zum Einreiben der Unterarme	Keine

Maßnahme	Gefühlte Auswirkung
Haar- und Blutanalyse (Verdacht auf Schwermetallvergiftung)	Verdacht konnte nicht bestätigt werden
Nahrungsergänzungsmittel (Bierhefe, Selen, Zink, Vitamin C)	Keine
Jogging	Vorübergehend komplett beschwerdefrei (wie bei jeder anderen Maßnahme auch, die für eine gute Durchblutung der Unterarme sorgte)
Bei akuten Beschwerden: Kühlung (bzw. heiß-kalte-Wechselbäder)	Kurzfristige Linderung
Blockaden im Bereich der Hals- und Brustwirbelsäule durch Einrenken beseitigt, osteopathische Behandlung	Vorübergehende, leichte Besserung
Massieren diverser Triggerpunkte und verhärteter Unterarme unter gleichzeitiger Einnahme einer Zinkkapsel	Leichte Besserung
Kernspintomographie der Halswirbelsäule	Sehr eng gebogene Halswirbel, sonst aber keine Auffälligkeiten auf den Bildern erkennbar
Versuch, den Kopf beim Arbeiten nicht nach vorne gleiten zu lassen + Hals dehnen	Weniger Nackenschmerzen
Übungen zur Stabilisierung des Rumpf- und Rückenbereiches, Sitzball zum Arbeiten	Keine Rücken- und Nackenschmerzen mehr
Nacken- und Rückenmassage	Leichte Besserung
Dehnübungen für beide Arme	Verstärkung der Schmerzen in den Handgelenken, deshalb nach zwei Tagen wieder aufgegeben
Blutuntersuchung (Arthritis, Rheuma...)	Keine Auffälligkeiten

Maßnahme	Gefühlte Auswirkung
Kernspintomographie des rechten Handgelenks mit Kontrastmittel	Keine Auffälligkeiten auf den Bildern erkennbar
Piroxicam 20mg Kapseln	Weniger Schmerzen
PH-Wert-Untersuchung meines Blutes	Eher sauer, aber noch im Toleranzbereich
Gesunde Arbeitshaltung, ergonomischer Arbeitsplatz, regelmäßige Pausen, Dehnen, Kräftigung, Nervenmobilisation, Durchblutung anregen sowie massieren von bestimmten Triggerpunkten und verhärteten Muskeln (unterstützt durch eine Vojta-Physiotherapeutin + Masseurin)	**Langsame, stetige Besserung**
Schmerzgedächtnis löschen	**Endgültige Besserung**

Da die Krankengymnastik an Geräten bei mir zu früh angesetzt wurde, konnte sie in keinster Weise die erwünschte Besserung bringen, war meine Muskulatur doch bereits zu stark abgebaut. Des Weiteren habe ich die Dehnübungen anfangs zu intensiv ausgeführt. Es ist davon auszugehen, dass dieser Therapieansatz sonst schon beim ersten Anlauf ohne oder unter geringen Schmerzen geklappt hätte.

Einzelne weitere Maßnahmen der Ärzte waren ebenfalls sinnvoll. Da es aber keinen „Gesamtplan" gab und niemand mir gesagt hatte, dass die Behandlung (Rückschläge inbegriffen) gut und gerne ein halbes Jahr und länger dauern könnte (die häufigste Auskunft war 2-3 Wochen), habe ich die Massagen, Dehnübungen etc. - nachdem sich kein kurzfristiger Erfolg einstellte - nicht konsequent durchgeführt. Auch haben gegensätzliche Empfehlungen (komplette Ruhe mit Schiene <> Dehnübungen) verwirrt.

Erst die Website von Justin Bennett[1] sowie das Buch *It's Not Carpal Tunnel Syndrome!: RSI Theory and Therapy for Computer Professionals*[2] haben mir die Hoffnung gegeben, dass ich auf dem richtigen Weg bin. Beides war auch für mich der Ansporn, die Internetseite und dieses Buch zu erstellen, um anderen Leidenden sinnvolle Tipps zur Prävention und Behandlung von RSI zu geben.

Die in diesem Buch beschriebenen Übungen reichen zur Prävention und zur Heilung bei leichten RSI-Fällen meist aus. In bereits chronischen Stadien sollten Sie aber in jedem Fall zusätzliche professionelle Hilfe in Form einer guten Physiotherapeutin in Anspruch nehmen. Im Idealfall hat er oder sie bereits andere RSI-Patienten behandelt. Eine gute Physiotherapeutin hilft Ihnen insbesondere dabei, fehlerhafte Belastungen bei alltäglichen Bewegungen zu erkennen und zu beheben, so dass kein „falscher" Muskel zur Kompensation eingesetzt und somit eventuell überlastet wird. Sehr gute Erfahrungen habe ich mit der Vojta-Therapie gemacht. Sie wird von einigen Physiotherapeuten mit entsprechender Zusatzausbildung angeboten. Mit ihr können über Jahre „antrainierte" Fehlhaltungen effektiv behandelt werden. Gleichzeitig beeinflusst sie das vegetative Nervensystem und reguliert auf diese Weise u.a. auch die Durchblutung.

1 http://www.howibeatrsi.com

2 Damany, Suparna; Bellis, Jack (2000). It's Not Carpal Tunnel Syndrome! RSI Theory and Therapy for Computer Professionals. Philadelphia: Simax

Was Sie tun können

Prävention (Zusammenfassung)

Bürokräfte sind täglich tausendfach gleichen Belastungen beim Schreiben mit der Tastatur oder Klicken mit der Maus ausgesetzt. Gepaart mit einer schlechten Arbeitshaltung können diese „geringen" Belastungen bereits nach einigen Jahren zu Schmerzen oder Taubheit in den Fingern, Handgelenken, Armen und Schultern sowie im Nackenbereich führen. Dieses als RSI (Repetitive Strain Injury) bekannte Problem lässt sich jedoch in den meisten Fällen bereits im Vorfeld durch eine ergonomische Körperhaltung und regelmäßigen Mikropausen verhindern.

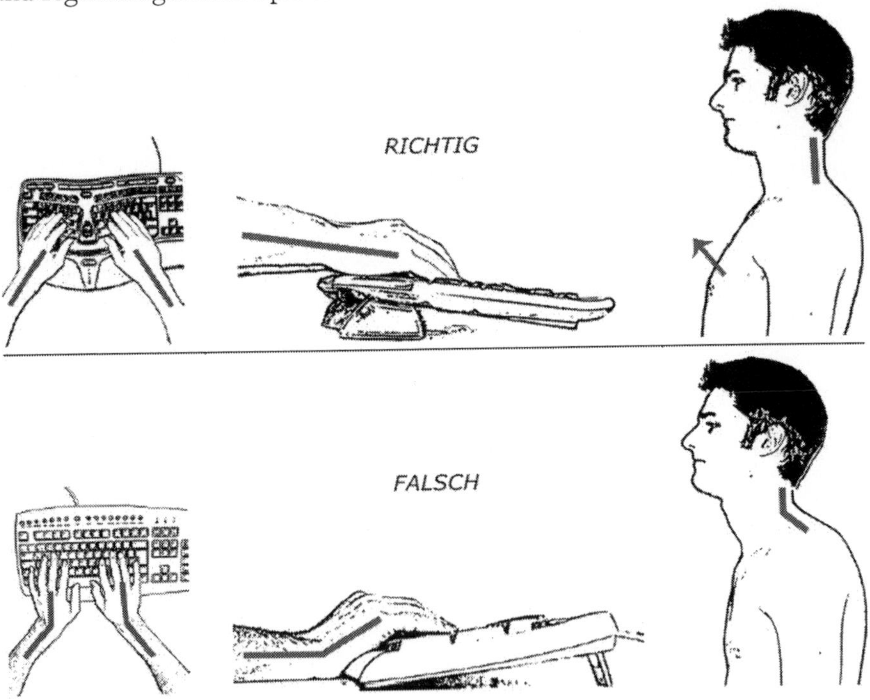

Aktiv sitzen

Verharren Sie nicht über mehrere Stunden starr in einer Position, sondern bewegen Sie regelmäßig den Oberkörper. Wenn Sie nicht tippen oder die Maus bewegen, legen Sie Ihre Hände entspannt in den Schoß.

Regelmäßige Pausen einhalten

Statt vereinzelter längerer Pausen machen Sie lieber mehrere kleine (mindestens alle 5 Minuten die Hände und Arme ausschütteln und jede halbe Stunde kurz aufstehen). Schauen Sie dabei aus dem Fenster und fixieren Sie einen weit entfernten Punkt, um auch die Augen zu entspannen.

Ellenbogen dicht am Körper halten

Der Abstand Ihres Oberkörpers zur Tastatur sollte möglichst gering sein, so dass Sie Ihre Arme nicht nach vorne strecken müssen. Die Maus sollte sich direkt neben der Tastatur befinden, so dass Sie Ihren Ellenbogen dicht am Körper halten können.

Ergonomische Arbeitsmittel nutzen

Wählen Sie aus dem umfangreichen Angebot an ergonomischen Mäusen und Tastaturen Ihre Favoriten aus. Weitere Entlastung bringen Spracherkennung und höhenverstellbarer Schreibtisch.

Behandlungspläne

Es gibt nicht ***die*** RSI-Behandlung, die jedem Betroffenen gleich gut hilft. Dafür ist RSI zu komplex, gibt es doch verschiedene Ursachen und Auswirkungen. Die Stärke der Schmerzen kann enorm variieren und auch die Länge der Beschwerdezeit (Schmerzgedächtnis, Ängste) spielt bei der Behandlung eine große Rolle.

Damit jeder Betroffene die für ihn momentan sinnvollsten Übungen macht, habe ich den Heilungsprozess in fünf Phasen unterteilt und entsprechende Beispiel-Behandlungspläne erstellt. Egal in welcher Phase Sie einsteigen, lassen Sie sich zu Beginn von einem Arzt untersuchen und besprechen Sie mit ihm die hier vorgeschlagenen Maßnahmen.

Phase	Schmerzdauer	Schmerzstärke	Schwellung der Unterarme
1. Phase	Dauerhaft	Sehr stark	Ja
2. Phase	Regelmäßig bis dauerhaft	Stark	Keine oder nur gering
3. Phase	Regelmäßig	Mittel bis stark	-
4. Phase	Sporadisch bis regelmäßig	Leicht bis mittel	-
5. Phase	Keine	Keine	-

Alle Übungen / Maßnahmen in diesem Buch sind nur Vorschläge. Für Ihre individuellen Beschwerden werden einige sinnvoller sein als andere. Nehmen Sie das Buch mit zu einem Arzt oder Physiotherapeuten und besprechen Sie mit ihm die Übungen. Ich kann selbstverständlich keine Verantwortung dafür übernehmen, dass alle beschriebenen Maßnahmen jedem Betroffenen helfen. Sie führen diese auf eigene Verantwortung durch.

Maßnahme \ Phase	1	2	3	4	5 Prävention
Ergonomischer Arbeitsplatz *(S. 36)*	X	X	X	X	X
Richtige Arbeitsweise*(S. 47)* + Arbeitseinstellung *(S. 78)*	X	X	X	X	X
Erfahrungsberichte lesen[1]	X	X	X	X	
Schmerztagebuch *(S. 88)*	X	X	X	X	
Schwellung ausheilen *(S. 86)*	X				
Belastung minimieren	X	X			
Belastung reduzieren			X	X	
Schmerzgedächtnis löschen *(S. 83)*			X	X	
Durchblutung anregen *(S. 85)*		X	X	X	X
Entspannungsübungen *(S. 87)*		X	X	X	X
Querfriktionsmassage *(S. 95)*			X		
Dehnübungen (aktiv *S. 54* + passiv *S. 60*)		X	X	X	X
Triggerpunktmassage *(S. 62)*		X	X	X	X
Nervenmobilisation *(S. 66)*			X	X	X
Kräftigung *(S. 68)*				X	X
Aushängen *(S. 96)*				X	X
Berufsunfähigkeitsversicherung *(S. 89)*					X

Die folgenden Behandlungspläne listen nur Übungen und Maßnahmen auf, die nicht allgemeiner Natur sind und die ganze Zeit gelten (d.h. ergonomischer Arbeitsplatz, richtige Arbeitsweise, Unterarme und Hände warmhalten etc. werden in den Plänen nicht mehr extra erwähnt).

1 http://www.repetitive-strain-injury.de/weitere-erfahrungsberichte.php

1. Phase

Falls Ihre Schmerzen sehr stark sind und Sie in der ersten Phase einsteigen, sollten Sie als ersten Schritt die Belastung des betroffenen Körperteils (oft der rechte Unterarm) minimieren. Bevor Sie zu den Übungen der zweiten Phase übergehen, sollte eine vorhandene Schwellung nahezu vollständig abgeklungen sein *(siehe Seite 86)*.

2. Phase

Montag	Dienstag	Mittwoch	Donnerstag	Freitag	Samstag	Sonntag
	mind. 30 Minuten Joggen			mind. 30 Minuten Joggen		mind. 30 Minuten Joggen
Dehn-übungen	Dehn-übungen	Dehn-übungen	Dehn-übungen	Dehn-übungen	Dehn-übungen	Dehn-übungen
Trigger-punkt-massage		Trigger-punkt-massage			Trigger-punkt-massage	
Dehn-übungen	Dehn-übungen	Dehn-übungen	Dehn-übungen	Dehn-übungen	Dehn-übungen	Dehn-übungen
Ent-spannungs-übungen	Ent-spannungs-übungen	Ent-spannungs-übungen	Ent-spannungs-übungen	Ent-spannungs-übungen	Ent-spannungs-übungen	Ent-spannungs-übungen

3. Phase

Montag	Dienstag	Mittwoch	Donnerstag	Freitag	Samstag	Sonntag
	mind. 30 Minuten Joggen			mind. 30 Minuten Joggen		Schwimmen
Dehn-übungen	Dehn-übungen	Dehn-übungen	Dehn-übungen	Dehn-übungen	Dehn-übungen	Dehn-übungen
Trigger-punkt-massage	Nerven-Mobilisation	Trigger-punkt-massage	Nerven-mobilisation		Trigger-punkt-massage	Nerven-mobilisation
	Querfrikti-onsmassage			Querfrikti-onsmassage		
Dehn-übungen	Dehn-übungen	Dehn-übungen	Dehn-übungen	Dehn-übungen	Dehn-übungen	Dehn-übungen
Schmerz-gedächtnis löschen	Schmerz-gedächtnis löschen	Schmerz-gedächtnis löschen	Schmerz-gedächtnis löschen	Schmerz-gedächtnis löschen	Schmerz-gedächtnis löschen	Schmerz-gedächtnis löschen
Ent-spannungs-übungen	Ent-spannungs-übungen	Ent-spannungs-übungen	Ent-spannungs-übungen	Ent-spannungs-übungen	Ent-spannungs-übungen	Ent-spannungs-übungen

4. Phase

Montag	Dienstag	Mittwoch	Donnerstag	Freitag	Samstag	Sonntag
	mind. 30 Minuten Joggen			mind. 30 Minuten Joggen		Schwimmen
Dehn-übungen	Dehn-übungen	Dehn-übungen	Dehn-übungen	Dehn-übungen	Dehn-übungen	Dehn-übungen
Trigger-punkt-massage	Nerven-Mobilisation	Trigger-punkt-massage	Nerven-mobilisation		Trigger-punkt-massage	Nerven-mobilisation
	Kräftigunge			Kräftigung		
Dehn-übungen + Aushängen	Dehn-übungen + Aushängen	Dehn-übungen + Aushängen	Dehn-übungen + Aushängen	Dehn-übungen + Aushängen	Dehn-übungen + Aushängen	Dehn-übungen + Aushängen
Schmerz-gedächtnis löschen	Schmerz-gedächtnis löschen	Schmerz-gedächtnis löschen	Schmerz-gedächtnis löschen	Schmerz-gedächtnis löschen	Schmerz-gedächtnis löschen	Schmerz-gedächtnis löschen
Ent-spannungs-übungen	Ent-spannungs-übungen	Ent-spannungs-übungen	Ent-spannungs-übungen	Ent-spannungs-übungen	Ent-spannungs-übungen	Ent-spannungs-übungen

5. Phase

Montag	Dienstag	Mittwoch	Donnerstag	Freitag	Samstag	Sonntag
	mind. 30 Minuten Joggen			mind. 30 Minuten Joggen		mind. 30 Minuten Joggen
Trigger-punkt-massage			Nerven-mobilisation			
	Kräftigung			Kräftigung		
Dehn-übungen + Aushängen	Dehn-übungen + Aushängen	Dehn-übungen + Aushängen	Dehn-übungen + Aushängen	Dehn-übungen + Aushängen	Dehn-übungen + Aushängen	Dehn-übungen + Aushängen
Ent-spannungs-übungen	Ent-spannungs-übungen	Ent-spannungs-übungen	Ent-spannungs-übungen	Ent-spannungs-übungen	Ent-spannungs-übungen	Ent-spannungs-übungen

Hinweis für TMS-Betroffene

Ist die Ursache Ihres RSI-Syndroms rein psychisch bedingt, dann können Sie auf die ganzen Maßnahmen weitgehend verzichten. Ein paar Dehnübungen des präventiven (5.) Behandlungsplans können aber nicht schaden und bewahren Sie vor eventuellen zukünftigen physischen Überlastungen.

Arbeitsplatzausstattung

Ein ergonomischer Arbeitsplatz mit den richtigen Arbeitsmitteln ist Voraussetzung für eine gesunde, dauerhafte Bürotätigkeit. Das hat auch der Gesetzgeber erkannt und die verbindliche Bildschirmarbeitsverordnung[1] herausgegeben. Es ist Arbeitgebern z.B. nicht gestattet, einen dauerhaften Arbeitsplatz nur mit Laptop ohne externe Tastatur einzurichten. Ihren Arbeitsplatz im Unternehmen können Sie durch die zuständige Fachkraft für Arbeitssicherheit auf eine sinnvolle ergonomische Ausstattung und Einrichtung überprüfen lassen. Auch sollte sie sich Ihre gewohnten Arbeitsabläufe anschauen, um Sie so auf mögliche Haltungsprobleme und Überlastungen aufmerksam machen zu können.

In diesem Kapitel finden Sie die in meinen Augen wichtigsten Punkte eines gesunden Arbeitsplatzes (die sehr häufig missachtet werden) mit konkreten Empfehlungen. **Da bei technischen Produkten der Lebenszyklus in der Regel vergleichsweise kurz ist, sollten Sie dieses Kapitel mit der Online-Version abgleichen.**[2] Ich versuche fortlaufend möglichst viele ergonomische Produkte zu testen und werde dann ggf. Empfehlungen ergänzen oder ersetzen.

Monitorhelligkeit

Um Augenschmerzen vorzubeugen, sollte der Kontrast zwischen Monitor und Umgebung so gering wie möglich sein. Ist Ihr Arbeitsplatz nicht optimal ausgeleuchtet, sollten Sie die Helligkeit Ihres Monitors ein wenig herunterregeln.

Monitorabstand

Der optimale Augenabstand zum Monitor beträgt ungefähr eine Armlänge. Falls Sie zu weit weg sitzen kann es vorkommen, dass Sie Ihren Kopf unbewusst dauerhaft nach vorne schieben. Dass der Bildschirm frontal vor Ihnen steht und Sie nicht den Kopf oder Oberkörper verdrehen, sollte selbstverständlich sein.

---

1 http://www.gesetze-im-internet.de/bildscharbv/

2 http://www.repetitive-strain-injury.de/arbeitsplatzausstattung.php

Monitorhöhe

Die obere Kante Ihres Monitors sollte einige Zentimeter unter Augenhöhe liegen, so dass Sie beim Arbeiten leicht nach unten schauen. Die Position eines Laptops können Sie entweder mit der entsprechenden Dockingstation (falls verfügbar), einem universellen Laptop-Ständer oder alternativ mit einigen Zeitschriften erhöhen.

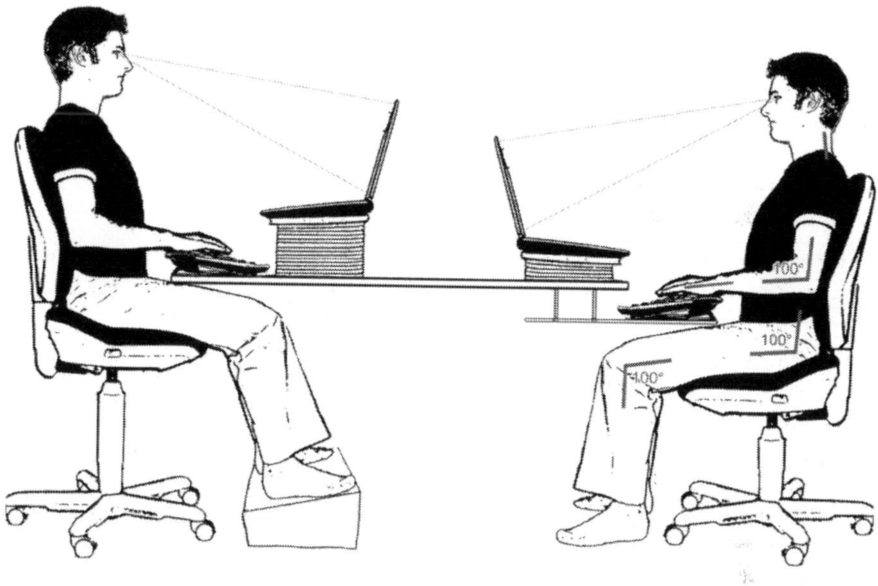

Schreibtisch

Die Schreibtisch-Standardhöhe ist für normale Tätigkeiten richtig, für das Arbeiten mit der Tastatur aber meist ein wenig zu hoch. Ideal ist ein höhenverstellbarer Schreibtisch, der auf Ihre individuelle Körpergröße und aktuelle Tätigkeit eingestellt werden kann (und so auch zwischendurch als Stehpult eine Entlastung bringt). Als Alternative bietet sich ein Schreibtisch mit niedriger liegender und hervorziehbarer Tastaturablage an (siehe Bild rechts). Beim Arbeiten mit der Tastatur sollten Ellen-bogen-, Hüft- und Kniegelenk jeweils einen Winkel von ca. 100° bilden.

Falls Sie an einem Standardschreibtisch arbeiten und nicht überdurchschnittlich groß sind, werden entweder Ihre Füße in der Luft baumeln oder Ihre Ellenbogenwinkel kleiner als 100° sein (was schlecht für den Blutfluss wäre). Behelfen Sie sich in diesem Fall mit einer Fußstütze (siehe Bild links).

Richten Sie Ihren Arbeitsplatz möglichst so ein, dass Sie parallel zum Fenster schauen. So vermeiden Sie einen hohen Kontrast zwischen Monitor und Hintergrund sowie Sonnenspiegelungen auf dem Display.

Stehpult

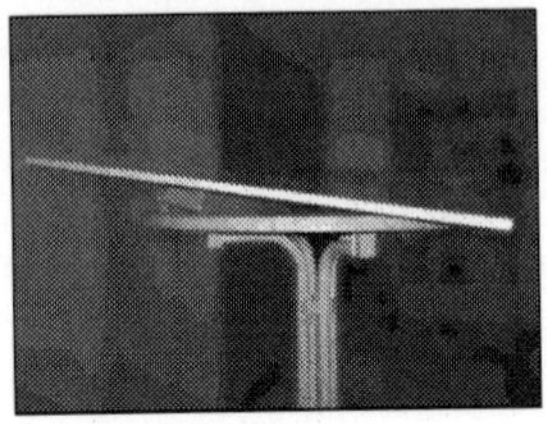

Den ganzen Tag am Schreibtisch zu arbeiten macht müde und beansprucht den Rücken einseitig. Ein Stehpult schafft hier den Ausgleich, ist aber als Fertigprodukt relativ teuer. Behelfen können Sie sich mit einem Bistrotisch, einer großen Holzplatte aus dem Baumarkt und einem Holzblock zum Neigen der Arbeitsfläche (mit aufgeklebter Gummilippe, damit die Holzplatte nicht verrutscht). Ein solches Stehpult können Sie zu Hause ideal für alle privaten „Schreibtischarbeiten" einsetzen.

Eine weitere günstige Alternative ist ein kleiner Beistelltisch. Stellen Sie ihn zeitweise auf Ihren vorhandenen Schreibtisch und nutzen Sie die so erhöhte Arbeitsfläche als Stehpult.

Bürostuhl

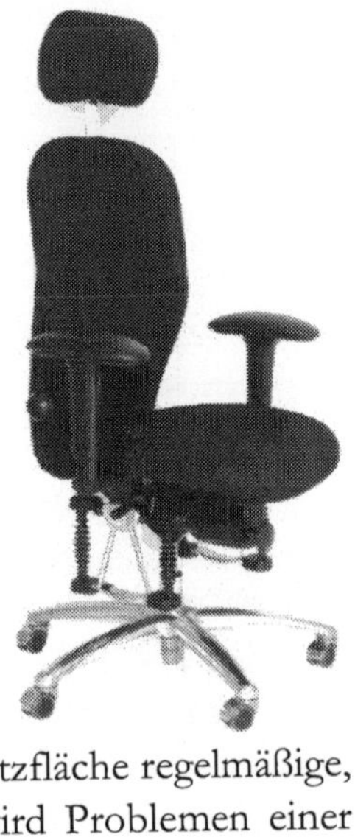

Ein guter Bürostuhl ist höhenvorstellbar, drehbar, ermöglicht das Neigen der Rückenlehne und Sitzfläche und führt die Rückenlehne auf Wunsch am Körper mit („aktives Sitzen"). Dabei muss der Gegendruck der Rückenlehne auf das individuelle Gewicht des Nutzers eingestellt werden können, ansonsten ist richtiges aktives Sitzen nur schwer möglich. Armlehnen sind empfehlenswert, aber nur wenn sie höhenvorstellbar und relativ kurz sind (so dass Sie nah an Ihren Schreibtisch heranfahren können) sowie an Ihre Schulterbreite angepasst werden können. Sehr gute Erfahrungen habe ich mit einem Haider Bioswing 460 gemacht. Er erfüllt all diese Voraussetzungen und fördert zusätzlich durch eine bewegliche Sitzfläche regelmäßige, kleine Ausgleichsbewegungen des Oberkörpers. So wird Problemen einer starren Sitzhaltung vorgebeugt.

Vor einem Kauf sollten Sie in einem Fachgeschäft[1] den gewünschten Stuhl in jedem Fall probesitzen. Hier erhalten Sie auch kompetente Beratung zur richtigen Einstellung.

Sitzkissen

Ein Sitzkissen ist eine Art luftgefüllte Scheibe, die auf jeden beliebigen Stuhl gelegt werden kann. Dort erfüllt das Kissen den gleichen Zweck wie ein Sitzball, es regt zum aktiven Sitzen an und beugt so Verspannungen im Rücken, Schulter- und Nackenbereich vor. Die Nachteile eines Sitzballs (keine Rückenunterstützung, Unfallgefahr) besitzt es nicht, zusätzlich ist es durch die handliche Größe portabel. Empfehlenswert ist der regelmäßige Wechsel zwischen normalem Stuhl und Stuhl mit Sitzkissen.

Buchständer / Vorlagenhalter

Liegen Zeitungen, Zeitschriften, Bücher, Vorlagen etc. auf dem Schreibtisch, so müssen Sie Ihren Kopf beim Lesen nach vorne/unten beugen. Er steht dann nicht mehr mittig über der Wirbelsäule und muss aktiv gehalten werden. Gönnen Sie Ihrer Nackenmuskulatur mit Hilfe eines Buchständers eine Pause!

Ergonomische Tastatur

Eine ergonomische Tastatur sollte im Idealfall den folgenden drei Kriterien entsprechen:

1. <u>Geteiltes Tastenfeld</u> um ein Abknicken der Handgelenke nach außen zu vermeiden (im Knick reiben sonst die Sehnen an den Sehnenscheiden).
2. <u>Handballenauflage</u> und evtl. zusätzlich sogar ein nach hinten abfallendes Tastenfeld, um ein Abknicken der Handgelenke nach oben zu vermeiden (im Knick reiben sonst die Sehnen an den Sehnenscheiden). Da ein nach hinten abfallendes Tastenfeld meist eine insgesamt relativ hohe Tastatur zur Folge hat, sind Benutzer mit höhenverstellbarem Schreibtisch im Vorteil.
3. <u>Nach oben gewölbtes Tastenfeld</u> zur Verringerung der Armeindrehung (Muskelentlastung und Verbesserung des Blutflusses).

1 http://www.ergonomische.de/fachhaendler.php

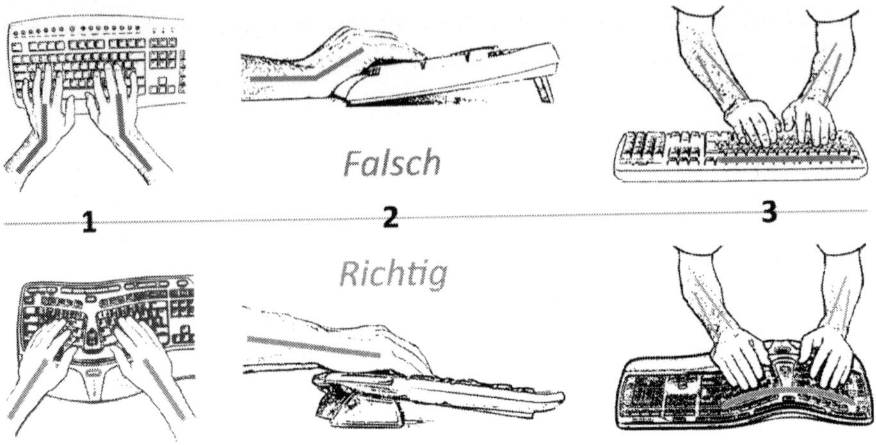

Empfehlungen:

Microsoft Natural Ergonomic Keyboard 4000: Das Natural Ergonomic Keyboard 4000 verhindert ein Abknicken der Handgelenke und mindert Eindrehungen der Unterarme. Bei meiner Tastatur lassen sich auch noch nach drei Jahren Dauereinsatz alle Tasten mit gewohntem Widerstand drücken. Die zu einem vergleichsweise erschwinglichen Preis erhältliche Tastatur ist jedoch für Rechtshänder zu breit. Wer nicht oft auf den Nummernblock angewiesen ist, den behindert der Anbau bei der Mausnutzung. Durch den optionalen vorderen Aufsteller fällt die Tastatur leicht nach hinten ab, was ich als sehr angenehm empfinde. Allerdings ist sie insgesamt unnötig hoch; die Befestigung der völlig überflüssigen hinteren Füße verhindert eine flachere Nutzung. Personen mit höhenverstellbarem Tisch sind hier im Vorteil.

Fujitsu KBPC E: Die Tastatur Fujitsu KBPC E verfolgt den interessanten Ansatz, den Teilungs- und Anhebewinkel vom Benutzer selbst bestimmen zu lassen. So können individuelle Vorlieben und Unterschiede aufgrund der eigenen Körpergröße und Schulterbreite berücksichtigt werden. Die Teilung des Buchstabenbereiches ist sehr gut. Die Anhebung in der Mitte gefällt mir allerdings nicht, da die Tastatur so hinten viel zu hoch kommt. Um jetzt das Handgelenk nicht nach oben abknicken zu müssen, muss man sich sehr tief setzen. Dann allerdings sind die Ellenbogenwinkel deutlich kleiner als 90°, was schlecht für den Blutfluss ist. In Kombination mit der weichen, stabilen Handballenauflage und dem nach hinten abfallenden Buchstabenbereich gefällt mir das Natural Ergonomic Keyboard 4000 insgesamt besser. Wenn

Sie jedoch auf der Suche nach einer schmalen, nicht angehobenen aber geteilten Tastatur sind, kann ich die Fujitsu KBPC E empfehlen.

Ist eine Tastatur-Neuanschaffung keine Option, sollten Sie sich zumindest eine zusätzliche Handballenauflage vor Ihre vorhandene Tastatur legen und evtl. vorhandene hintere Aufsteller einklappen. Das vermindert ein Abknicken der Handgelenke nach oben, hat aber keine Auswirkung auf die Außenneigung der Hände und die starke Eindrehung der Unterarme.

Wenn statt Unterarmschmerzen eher Schulter- und Nackenschmerzen auftreten, dann ist noch eine vierte Eigenschaft wichtig: Die Tastaturbreite. Bei normalen Tastaturen mit Pfeiltasten und Nummernblock auf der rechten Seite muss der rechte Arm bei der Mausnutzung sehr weit nach außen verschoben werden.

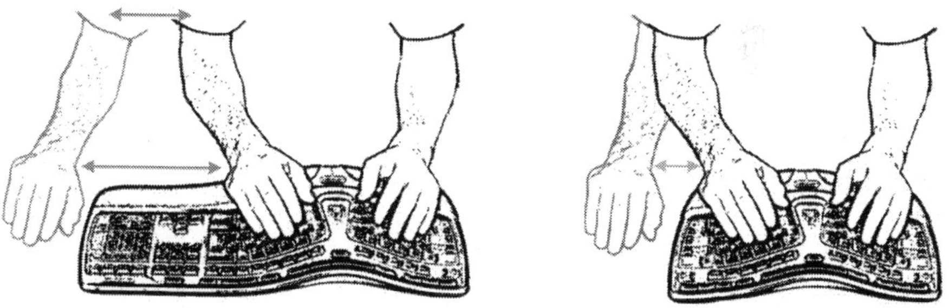

Möglichkeiten bei Schulter- und Nackenschmerzen:

1. Schmale Tastatur ohne Nummernblock
2. Maus vor der Tastatur (siehe *Ergonomische Maus / Schulterbereich*)
3. Mauswechsel auf links (rechnen Sie mit ein bis zwei Wochen Umgewöhnungszeit)

Ergonomische Maus

Bei einer konventionellen Maus liegt der Unterarm auf dem Tisch und das Handgelenk knickt nach oben ab (siehe nachstehendes Bild rechts oben). Bei jedem Mausklick reibt die Fingersehne an ihrer Hülle, der Sehnenscheide. Das Handgelenk sollte daher bei der Mausnutzung möglichst gestreckt sein. Erreichen kann man das entweder mit einer Auflage oder einer speziellen Maus. Viele Auflagen haben jedoch den Nachteil, bereits vorhandene Handgelenksschmerzen evtl. zu verstärken, da durch sie eine Bewegung aus dem Handgelenk (statt aus dem Arm) gefördert wird. Außerdem besteht die

Gefahr, dass durch den Auflagedruck der Blutfluss zur Hand behindert wird.

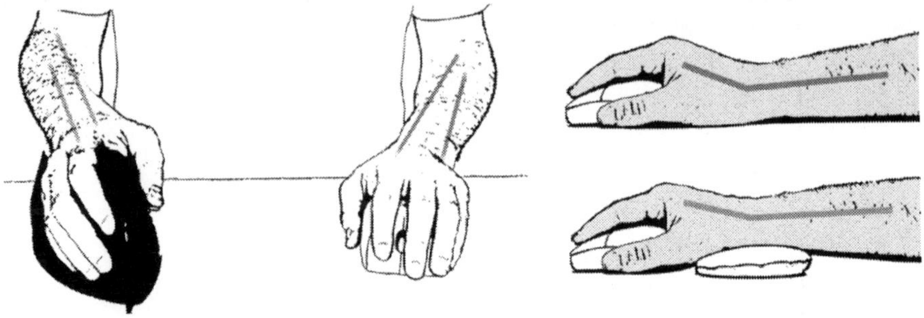

Die bessere Lösung ist deshalb in meinen Augen eine ergonomische Maus, die eine geringere Drehung des Unterarms erfordert. So ist das Handgelenk in der Regel bereits ohne Auflage gerader und auch Elle und Speiche liegen nahezu parallel übereinander (siehe Bild links). Die Muskeln werden entlastet und eine konstante Blutversorgung ermöglicht. Nach einer Eingewöhnungsphase von ca. zwei Wochen kann man meist mit einer ergonomischen Maus vergleichbar schnell arbeiten wie mit einer herkömmlichen.

Je nach Art und Ort der Schmerzen können verschiedene Mäuse sinnvoll sein. Die Mauswahl ist eine sehr individuelle Entscheidung. Selbst Personen mit vergleichbaren Schmerzen beurteilen dasselbe Modell häufig sehr unterschiedlich.

Bei Schmerzen im **Handgelenks- und Unterarmbereich** sowie höchstens leichten Nacken-/Schulterschmerzen sollte die Hand auf der Maus aufliegen können, so dass eine Bewegung aus dem gesamten Arm erleichtert wird.

Empfehlungen:

Hippus HandShoe Mouse: Die HandShoe Mouse ist eine qualitativ hervorragende Maus, liegt gut in der Hand und erfordert nur eine kurze Eingewöhnungsphase. Durch die drei angebotenen Größen (zu messen von Handgelenk bis Spitze des Ringfingers: < 17cm [klein] | 17-19cm [mittel] | > 19cm [groß]) ist sie sowohl für kleine als auch für große Hände geeignet. Für jede Größe gibt es eine kabelgebundene und kabellose Variante. Sie ist insbesondere zur Prävention und bei geringen Beschwerden zu empfehlen.

E-Quill AirO2bic: Die E-Quill-Maus gefällt insbesondere durch ihre Auflagefläche für die gesamte Hand, Bewegungen erfolgen überwiegend aus dem Arm. Gefertigt ist sie aus sehr billig wirkendem Plastik, was nicht dem Preisniveau entspricht. Dennoch verrichtet sie bei mir seit 2008 problemlos ihren Dienst. Die Neigung ist steiler als bei der HandShoe Mouse und entspricht meiner Vorstellung einer neutralen Unterarmhaltung.

3M Ergonomic Mouse: Die 3M Ergonomic Mouse sieht wie ein Joystick aus, allerdings ist der „Steuerknüppel" nicht beweglich. Sie war meine erste ergonomische Maus und hat mir geholfen, die Schmerzen im rechten Handgelenk loszuwerden. Der Daumen bedient oben mit einem Kippschalter die linke und rechte Maustaste. Besonders wenn Zeige- und Mittelfinger bei normaler Mausnutzung Schmerzen bereiten, könnte diese Maus eine gute Alternative sein. Sie sollte nicht fest umgriffen werden (dauerhafte Anspannung), sondern die Hand sollte nur locker abgelegt werden. Nach Abklingen der Schmerzen würde ich eine dauerhafte, alleinige Nutzung allerdings vermeiden, da die Daumenbelastung mit der Zeit eigene Schmerzen hervorrufen könnte, insbesondere wenn gleichzeitig sehr viele SMS getippt werden. Sie gibt es in zwei unterschiedlichen Größen.

Haben Sie eher nur im **Schulterbereich** Schmerzen, dann ist zum einen eine schmale Tastatur wichtig, damit Sie Ihren Arm nicht so weit nach außen drehen müssen. Zum anderen sollten Sie eine (Standard)Maus nutzen, die eher aus dem Handgelenk bedient wird (=auf dem Tisch liegendes Handgelenk). Alternativ können Sie auch eine Rollstangenmaus direkt vor der Tastatur nutzen oder Sie probieren mal ein Grafiktablett.

<u>Empfehlungen:</u>

Mousetrapper Advance: Der Mousetrapper Advance ermöglicht durch sein „Touchpad" eine körpernahe Mausnutzung. Er gefällt mir gut und die Eingewöhnungsphase ist kurz (auch wegen der Ähnlichkeit zum Notebook-Touchpad). Treten Schulter- und Nackenschmerzen insbesondere durch das Abspreizen des Arms bei der Mausnutzung neben einer relativ breiten Tastatur auf, ist er eine sehr gute Option. Falls die Schmerzen überwiegend durch die Tastatur verursacht werden, ist er nur eingeschränkt empfehlenswert.

BarMouse: Die BarMouse ist dem Mousetrapper sehr ähnlich. Statt mit dem Touchpad wird der Mauszeiger allerdings mithilfe einer Rollstange bewegt.

Sie gefällt mir ebenfalls gut und auch die Eingewöhnungsphase ist erstaunlich kurz. Der Einsatzbereich entspricht dem des Mousetrappers.

Wacom Intuos (Grafiktablett): Personen, die häufig mit Bildbearbeitungsprogrammen arbeiten, gebe ich eine ganz klare Kaufempfehlung. Mit der Präzision einer gewohnten Handhaltung lässt sich hier viel eleganter arbeiten als mit einer normalen Maus. Auch bei gewöhnlichen Tätigkeiten sehe ich Vorteile im Vergleich zu einer Standardmaus. Allerdings empfand ich die längere Nutzung des Tabletts etwas anstrengender als die einer ergonomischen Maus.

Eine der wichtigsten Punkte bei der Prävention und Behandlung des RSI-Syndroms ist die Abwechslung. Wer täglich noch relativ viel mit der Hand schreibt, der sollte bei der PC-Nutzung nicht dauerhaft die gleiche Handhaltung einnehmen. Allerdings spricht nichts gegen eine wechselnde Nutzung von ergonomischer Maus (bzw. Mousetrapper / BarMouse) und Grafiktablett.

Bei Schmerzen im **Zeige- und Mittelfinger** ist eine Maus mit Daumenklick sowie die Nutzung eines Autoklick-Programms hilfreich (siehe *Verhalten am Arbeitsplatz Seite 52*).

<u>Empfehlungen:</u>

3M Ergonomic Mouse: Die 3M Ergonomic Mouse sieht wie ein Joystick aus, allerdings ist der „Steuerknüppel" nicht beweglich. Sie war meine erste ergonomische Maus und hat mir geholfen, die Schmerzen im rechten Handgelenk loszuwerden. Der Daumen bedient oben mit einem Kippschalter die linke und rechte Maustaste. Besonders wenn Zeige- und Mittelfinger bei normaler Mausnutzung Schmerzen bereiten, könnte diese Maus eine gute Alternative sein. Sie sollte nicht fest umgriffen werden (dauerhafte Anspannung), sondern die Hand sollte nur locker abgelegt werden. Nach Abklingen der Schmerzen würde ich eine dauerhafte, alleinige Nutzung allerdings vermeiden, da die Daumenbelastung mit der Zeit eigene Schmerzen hervorrufen könnte, insbesondere wenn gleichzeitig sehr viele SMS getippt werden. Sie gibt es in zwei unterschiedlichen Größen.

Allerdings ist selbst bei Nutzung einer ergonomischen Maus eine stundenlange, starre Arbeitshaltung ungesund. Solange Sie nicht die Maus verschieben oder eine Maustaste drücken, legen Sie Ihre Hand entspannt in den Schoß. Außerdem ist es wichtig, dass Sie zwischendurch immer mal wieder aufstehen und die Arme ausschütteln. Auch kann die Nutzung zweier gleichzeitig angeschlossener Mäuse (links und rechts) Abwechslung bringen und damit das Beschwerderisiko mindern. Bei bereits chronischen Schmerzen sind außerdem unterschiedliche Handhaltungen und Mausoberflächen zum Verlernen des Schmerzgedächtnisses (siehe Kapitel *Psyche Seite 83*) sehr hilfreich.

Alle hier empfohlenen ergonomischen Mäuse erscheinen zwar im Vergleich zu 5€-Modellen aus dem Supermarkt nicht besonders preiswert. Doch bereits ab einem einzigen durch sie verhinderten Krankheitstag hat sich die Anschaffung bereits gelohnt (finanziell für den Arbeitgeber und natürlich gesundheitlich für den Arbeitnehmer). Da RSI-Beschwerden in der Regel nicht nach nur einem Schonungstag abgeklungen sind (Krankschreibungen von mehreren Wochen oder sogar Monaten sind leider keine Seltenheit), kann durch diese Investition auf lange Sicht sehr viel Geld gespart werden.

Spracherkennungssoftware

Eigenschaften	**Dragon NaturallySpeaking 13 Home**	**Dragon NaturallySpeaking 13 Premium**	**Windows 10 (Spracherkennung ist inklusive)**
Sprachen	Deutsch	Deutsch, Englisch	Deutsch, Englisch, Französisch, Spanisch, Japanisch, Chinesisch[1]
Unterstützte Programme	Das Diktieren ist in Textfelder jedes Programms möglich. Zusätzlich werden einige Programme mit speziellen Sprachbefehlen unterstützt.		Die meisten Microsoft-Programme werden unterstützt, viele andere leider nicht.
Mikrofon inklusive	Ja		Nein
Profilexport	Nein	Ja	Nein
Unterstützte Betriebssysteme	Ab Windows 7	Ab Windows 7	Windows 10

Die mit Abstand größte Erleichterung beim Schreiben von Texten am PC ist eine Spracherkennungssoftware. In meinen Augen bringt sie eine deutlich stärkere Entlastung, als es die beste ergonomische Tastatur jemals errei-

1 Anleitung zum Umstellen: http://heise.de/-3166930

chen könnte. Über ein Mikrofon schreibt das PC-Programm alles Gesprochene in Textform nieder. Früher ließ die Qualität zu wünschen übrig, heutzutage kann man mit einer solchen Software schon bereits nach einer sehr kurzen Trainingsphase produktiv arbeiten.

Für Mac-Nutzer gibt es das Programm Dragon for Mac (der Funktionsumfang entspricht in etwa der Windows-Premium-Variante).

Ich habe anfangs mehrere Monate lang mit der in Windows integrierten Spracherkennung gearbeitet. Inzwischen bin ich hauptsächlich aufgrund der besseren Unterstützung von nicht-Microsoft-Programmen zu Dragon NaturallySpeaking gewechselt. Das Schreiben insbesondere längerer Texte ist dadurch erheblich entspannter, so dass ich auch Personen ohne Handgelenkschmerzen die Nutzung empfehle. Für weniger geübte Schreiber ist ein weiterer Vorteil, dass sie sich voll auf den Inhalt konzentrieren können und keine Gedanken über die Buchstabenbelegung der Tastatur machen müssen.

Falls Sie noch kein externes Mikrofon besitzen, empfehle ich Ihnen ein preiswertes, aber für Spracherkennung völlig ausreichendes Headset (z.B. Logitech PC 960 Stereo Headset USB). Im Gegensatz zu noch günstigeren Modellen hat dieses einen praktischen Mikro-Stummschalter.

Ein im Laptop integriertes Mikrofon ist qualitativ nicht ausreichend.

Viele der hier vorgestellten Produkte benutze ich täglich und sie erleichtern meine Arbeit erheblich. Sie bringen aber nicht nur Vorteile für Personen, die bereits RSI haben/hatten, sondern helfen auch ungemein bei der Prävention.

Verhalten am Arbeitsplatz

Der wichtigste Begriff in diesem Zusammenhang heißt „Abwechslung". Sie können auch mal unergonomisch sitzen, sich beim Surfen gemütlich im Sessel entspannen etc. Dies ist alles überhaupt kein Problem, solange Sie sich nicht die ganze Zeit so verhalten. Bleiben Sie aktiv und verharren Sie nicht mehrere Stunden in einer Position: Unser Körper benötigt die Abwechslung!

Eine gute Arbeitshaltung an einem unergonomisch ausgestatteten Arbeitsplatz ist besser als eine richtige Ausstattung mit der falschen Haltung. Im Idealfall kombinieren Sie natürlich die ergonomische Ausstattung mit richtigem Verhalten.

Haltung

Körperhaltung

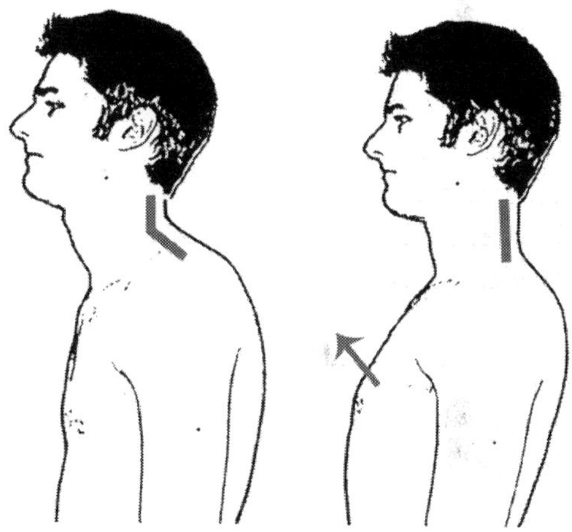

Wir halten unseren Kopf automatisch so, dass die Augen in ihrer normalen Stellung waagerecht nach vorne schauen.

Hängt der Brustkorb schlaff nach unten, hat das zur Folge, dass sich der Kopf nach vorne schiebt und der Hals abknickt (siehe Bild links).

Stellen Sie sich einen Faden vor, der Ihr Brustbein schräg nach oben zieht. Damit kommt die gesamte Wirbelsäule in eine natürliche Streckung und der Kopf rutscht automatisch in die senkrechte Achse des Körpers (siehe Bild rechts). Er „steht" nun wieder auf der Wirbelsäule und muss nicht mehr aktiv gehalten werden.

Der Winkel im Ellenbogengelenk sollte ungefähr 100° betragen. Aber auch hier gilt wie bei vielen anderen Punkten: Variieren Sie die Ausführung.

Aktiv sitzen

Verharren Sie nicht über mehrere Stunden starr in einer Position, sondern bewegen Sie regelmäßig den Oberkörper. Kreisen Sie z.B. mit den Schultern nach vorne und nach hinten, beugen Sie Ihren Oberkörper mehrmals in alle Richtungen und strecken Sie Ihre Arme senkrecht über den Kopf nach oben.

Tastatur-Oberkörper-Abstand

Der Abstand Ihres Oberkörpers zur Tastatur sollte möglichst gering sein, so dass Sie Ihre Arme nicht nach vorne strecken müssen und Ihre Schultern so nicht unnötig belasten. Achten Sie darauf, dass sich Ihre Ellenbogen nahe am Körper befinden. Es kann auch sehr angenehm sein, die Tastatur vorübergehend auf den Schoß zu legen und dort zu tippen.

Handgelenke beim Tippen nicht abknicken

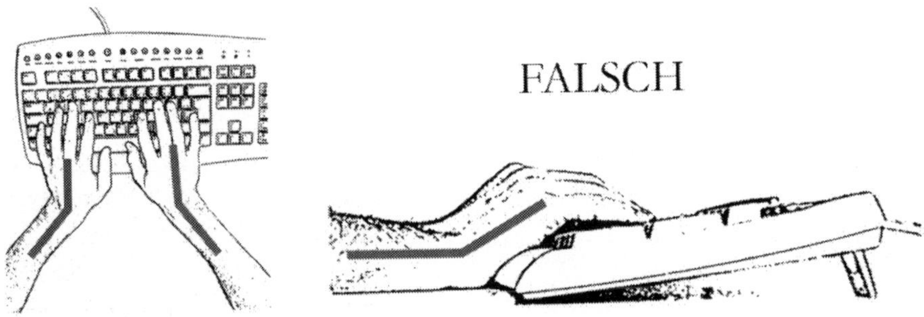

Sie sollten darauf achten, dass Sie Ihre Handgelenke beim Tippen nicht abknicken (idealerweise unterstützt durch eine ergonomische Tastatur).

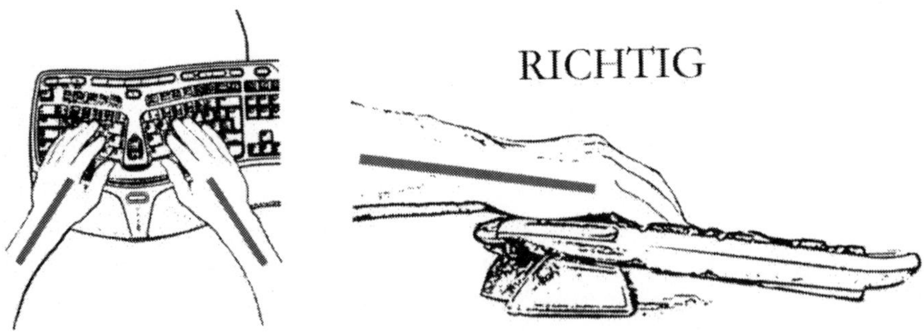

Maus nahe am Körper benutzen

Wenn Sie als Rechtshänder eine Tastatur mit Ziffernblock benutzen (so wie es üblich ist), dann sollten Sie bei längerer Benutzung der Maus mit Ihrem Stuhl ein Stückchen nach rechts rutschen, so dass Sie Ihren Arm nicht unnötig weit nach außen strecken müssen. Je geringer der Abstand zwischen

Maus und Ihrem Bauch ist, desto geringer ist auch die Belastung für Arme und Schultern.

Technik

Aufwärmen

Am Schreibtisch vollführen Sie mit Ihrem Armen täglich Höchstleistungen. Reiben Sie deshalb zumindest morgens vor Arbeitsbeginn und nach der Mittagspause Ihre Hände aneinander, schütteln Ihre Arme kräftig aus bzw. lassen Sie sie mehrfach vorwärts und rückwärts kreisen, bis sie warm werden. Beim Arbeiten in kurzärmligen T-Shirts haben mir - insbesondere in der akuten Schmerzphase - Armstulpen sehr gute Dienste erwiesen.

Fingerbewegungen beim Tippen

Richtiges 10-Finger-Tippen mag effizient sein und gut aussehen, ergonomisch sinnvoll ist es nicht unbedingt! Je schneller Sie Ihre Finger bewegen, desto mehr belasten Sie Ihre Sehnen und Muskeln. Die zu den Fingern gehörenden Muskeln sind jedoch nicht besonders groß und verkraften im Vergleich zu viel größeren (z.B. Trizeps) deutlich weniger. Je größer der Muskel also ist, den Sie beim Tippen benutzen, desto intensiver und länger können Sie ihn belasten. In fortgeschrittenen RSI-Fällen ist es u.U. ratsam, den ganzen Arm beim Tippen zu bewegen und die Tasten im Endeffekt nur mit wenigen Fingern zu treffen, ohne dabei die Fingermuskulatur zu überlasten.

Der Vorteil des 10-Finger-Tippens - die gleichmäßige Verteilung der Belastung auf alle Finger - wird oft durch die starre Armhaltung und die folglich weit abgespreizten Finger wieder egalisiert. Wenn Sie also alle 10 Finger einsetzen, dann bewegen Sie bitte beim Tippen auch den gesamten Unterarm, um nicht die Finger weit abspreizen zu müssen und reduzieren Sie Ihre Geschwindigkeit. Komplizierte Tastatur-Shortcuts sollten Sie nicht mit einer Hand ausführen, sondern immer nur mit beiden.

Unabhängig davon wie viele Finger Sie einsetzen, wenden Sie immer nur den minimal notwendigen Druck an und hämmern Sie nicht auf die Tasten.

Tastenkombinationen nutzen

Verschiedene Tastenkombinationen können Vielschreibern das Leben sehr erleichtern, indem sie für bestimmte Aktionen die Anzahl der Mausklicks bzw. Tastenanschläge reduzieren. Die meisten Programme zeigen in der Menüleiste oben neben den Befehlen die entsprechende Kombination an.

Viele Programme verwenden die gleichen Kombinationen, so dass Sie bereits nach einer kurzen Eingewöhnungszeit die meisten verinnerlicht haben werden. Liegen die gleichzeitig zu drückenden Tasten weit auseinander, so benutzen Sie auf jeden Fall beide Hände!

„Normal“	Tastenkombination	Beschreibung
Rechte Maustaste > Ausschneiden	Strg + X	Schneidet den markierten Text / das Objekt aus
Rechte Maustaste > Kopieren	Strg + C	Kopiert den markierten Text / das Objekt
Rechte Maustaste > Einfügen	Strg + V	Fügt den markierten Text / das Objekt ein
Bearbeiten > Rückgängig	Strg + Z	Macht die letzte Aktion rückgängig
Bearbeiten > Wiederholen	Strg + Y	Rückgängig gemachte Aktion wiederherstellen
Mehrfaches Tippen auf die Pfeiltasten (jeder Buchstabe einzeln)	Strg + Pfeiltaste	Verschiebt den Cursor vor/hinter ein Wort
Mehrfaches Tippen auf die Taste „Entf“ (jeder Buchstabe einzeln)	Strg + Entf / Backspace	Löscht ein Wort
Scrollen mit der Maus	Bild hoch	Blättert eine Bildschirmseite zurück
Scrollen mit der Maus	Bild runter	Blättert eine Bildschirmseite weiter
Pfeiltasten oder Klick mit der Maus	Pos1	Verschiebt den Cursor an den Zeilenanfang (im Dokument) Springt zum Seitenanfang (Internetseite)
Pfeiltasten oder Klick mit der Maus	Ende	Verschiebt den Cursor an das Zeilenende (im Dokument) Springt zum Seitenende (Internetseite)
Ziehen der Scrollbar mit der Maus	Strg + Pos1	Verschiebt den Cursor an den Dokumentenanfang
Ziehen der Scrollbar mit der Maus	Strg + Ende	Verschiebt den Cursor an den Dokumentenende
Markieren mit der Maus	Strg + Shift + Pfeiltaste	Markiert ein Wort
Markieren mit der Maus	Shift + Pos1	Markiert alles vom Cursor bis Zeilenanfang
Markieren mit der Maus	Shift + Ende	Markiert alles vom Cursor bis Zeilenende
Mausklick auf „Arbeitsplatz“ (nicht jederzeit sofort zu erreichen)	Win + E	Öffnet den Explorer

„Normal“	Tastenkombination	Beschreibung
Ansicht > Aktualisieren oder - wenn vorhanden - mit Klick auf speziellen Button in der Menüleiste	F5	Aktualisiert die Ansicht (Explorer, Internet Explorer, Firefox etc.)
Mausklick auf das Programm in der Taskleiste	Alt + Tab(ulator)	Wechselt zwischen den geöffneten Fenstern (mehrmaliges Tab-drücken möglich)

Arm statt Handgelenk bewegen

Falls Ihre Schmerzen eher im Handgelenk als im Schulterbereich auftreten, verschieben Sie die Maus nicht durch das Bewegen Ihres Handgelenks, sondern setzen Sie Ihren gesamten Arm ein. Das Gleiche gilt für die Tastatur: Spreizen Sie Ihre Finger nicht unnatürlich weit, um weiter außen liegende Tasten zu erreichen, sondern bewegen Sie einfach Ihren Arm.

Mausarm wechseln

Verteilen Sie die Belastung der Maus auf beide Hände. Die im Kapitel *Arbeitsplatzausstattung (Seite 36)* aufgeführten ergonomischen Mäuse haben alle USB-Anschlüsse, so dass Sie ohne Probleme zwei Mäuse gleichzeitig an den PC anschließen können. Als Rechtshänder habe ich eine Woche gebraucht, um die Maus auch mit links problemlos bedienen zu können.

Doppelklick-Geschwindigkeit herabsetzen & Öffnen durch einfachen Klick

Entlasten Sie Ihren „Doppelklick-Finger“, indem Sie die Doppelklick-Geschwindigkeit reduzieren. In Windows über: Start > Einstellungen > Systemsteuerung > Maus > Tasten.

Für viele Aktionen reicht statt eines Doppelklicks auch die einfache Betätigung der Eingabetaste (z.B. eine Datei öffnen).

Dateien im Explorer und Verknüpfungen auf dem Desktop lassen sich statt mit einem Doppelklick auch mit einem einfachen Klick öffnen. Gehen Sie dazu im Explorer auf Extras > Ordneroptionen > Markieren von Elementen > Öffnen durch einfachen Klick (Markieren durch Zeigen).

Autoklick-Programm nutzen

Anstatt der beiden vorherigen Tipps können Sie auch auf das von mir entwickelte Windows-Programm „Mausarm[1]" zurückgreifen. Diese Software führt nach einer halben Sekunde Inaktivität einen automatischen Linksklick aus, so dass Sie Ihre Finger deutlich weniger belasten müssen. Ein weiterer Vorteil dieser Lösung ist, dass es in jedem Programm funktioniert.

Linux-Nutzer können auf die im GNOME-Desktop mitgelieferte Funktion „Verzögerter Klick" unter System > Einstellungen > Maus > Barrierefreiheit zurückgreifen.

Das kostenpflichtige DwellClick[2] entlastet Mac-Nutzer.

Pausen

Regelmäßige Pausen / Mischarbeit

Um der monotonen Schreibtischbelastung entgegenzuwirken, ist es besser, mehrere kürzere Pausen anstatt einzelner längerer Pausen einzulegen. Konkret bedeutet dies, dass Sie bei intensiver Schreibarbeit Ihre Hände alle 5 Minuten ausschütteln und spätestens alle halbe Stunde kurz aufstehen sollten, um den Körper zu lockern (zum Kopierer gehen, Kaffee kochen, im Stehen telefonieren, Arme dehnen ...). In der Praxis vergisst man solche regelmäßigen Unterbrechungen jedoch schnell, auch wenn man sie sich fest vorgenommen hat. In solchen Fällen helfen die Programme Mausarm[1] (Windows), AntiRSI[3] (Mac) und Break Timer[4] (Linux), die an regelmäßige Pausen erinnern.

Um einseitige Belastungen zu verhindern, sollten Sie versuchen, Ihren Arbeitstag bereits so zu planen, dass monotone PC-Arbeiten durch andersartige Tätigkeiten unterbrochen werden. Diese sogenannte Mischarbeit kann bei Bürojobs z.B. aus Kundengesprächen, internen Besprechungen oder dem Studium von Fachliteratur bestehen.

Ein sehr verbreiteter Fehler ist, die Hand auf der Maus liegen zu lassen, auch wenn man sie eigentlich gerade gar nicht benötigt. Das Gleiche gilt für die Tastatur. Solange Sie also keines der beiden Eingabegeräte benutzen,

1 http://www.repetitive-strain-injury.de/mausarm.php
2 https://itunes.apple.com/de/app/dwellclick/id402414007
3 https://itunes.apple.com/de/app/antirsi/id442007571
4 https://launchpad.net/brainbreak

legen Sie Ihre Hände gemütlich in den Schoß. Vermeiden Sie es, Ihre Unterarme auf kalten Oberflächen abzulegen.

Arme ausschütteln

Stehen Sie auf, lassen Sie Ihre Arme locker neben den Hüften hängen und schütteln Sie sie aus.

Arme massieren

Zur Entspannung können Sie sich selber Ihre Arme massieren, das lockert die Muskeln und beugt Verhärtungen durch Überbelastungen vor.

Heißes/kaltes Wasser (Kontrastbäder)

Halten Sie Ihre Unterarme abwechselnd ca. 10-15 Sekunden unter heißes und kaltes Wasser, das regt die Durchblutung an.

Versuchen Sie nicht, alle Tipps von einem Tag auf den anderen umzusetzen, denn anfangs wird die neue Arbeitsweise auf Sie sicherlich anstrengend wirken. Geben Sie sich mindestens zwei Wochen Zeit.

Für den Fall, dass Sie keine RSI-Beschwerden haben, betrachten Sie die Maßnahmen, die ich Ihnen in verschiedenen Kapiteln „vorschreibe“ ganz locker. Entwickeln Sie keinesfalls Ängste vor PC-Arbeit, das wäre kontraproduktiv! Denken Sie immer daran: Millionen von Menschen sitzen täglich stundenlang am PC und werden in den meisten Fällen keine Schmerzen entwickeln. Solange Sie ein paar grundlegende Regeln einhalten (regelmäßige Pausen etc.), werden auch Sie mit großer Wahrscheinlichkeit keine gesundheitlichen Probleme bekommen!

Dehnübungen

Durch die tägliche Arbeit verkürzen sich unsere Muskeln und entwickeln so einen höheren Spannungszustand, der die Beweglichkeit einschränken kann. Mit dem Dehnen können wir die Muskelspannung herabsetzen und den ursprünglichen Bewegungsradius erhalten bzw. wiederherstellen. Auch wenn die Dehnübungen für die Unterarme am wichtigsten sind, sollten Sie auch alle weiteren Übungen beachten, da durch langes (unergonomisches) Sitzen der gesamte Oberkörper betroffen ist.

Mit den Übungen sollten Sie es in den ersten Tagen nicht übertreiben, es dürfen keine (zusätzlichen) Schmerzen auftreten. Falls Sie Ihre Hände vorher über einen längeren Zeitraum überhaupt nicht belastet und eventuell sogar eine Schiene getragen haben, dann wird es mindestens eine Woche dauern, bis überhaupt eine subjektive Verbesserung eintreten kann. Meine Schmerzen in den Handgelenken sind nach den ersten beiden Tagen deutlich schlimmer geworden, so dass ich zunächst eine Pause einlegen musste. Ab der zweiten Woche habe ich aber fast nach jedem Dehnen eine leichte Verbesserung gespürt.

In akuten RSI-Fällen sollten Sie alle Übungen täglich 2-3 Mal je 15-20 Sekunden halten (falls nicht anders angegeben). Auch wenn Sie nur mit einer Hand Probleme haben, sollten Sie trotzdem alle Übungen beidseitig ausführen. Über den Tag verteilt benötigen Sie so ungefähr 30-45 Minuten. Zur Prävention reicht es, wenn Sie täglich einen Durchgang machen (siehe *Behandlungspläne Seite 32*). Generell gilt: Lieber länger eine Dehnübung halten und weniger Durchgänge machen, als kürzer und dafür häufiger.

Anfangs habe ich alle Dehnübungen nacheinander im Block gemacht (mit Hilfe einer Liste aller Übungen) und erst danach angefangen zu arbeiten. Mit der Zeit habe ich die Übungen aber so verinnerlicht, dass ich sie flexibel in den Arbeitstag integrieren konnte. So vergisst man auch nicht die regelmäßigen PC-Pausen. Setzen Sie sich mit den Übungen nicht unter Druck; wenn Sie einmal Übungen vergessen, macht das überhaupt nichts. Auch gibt es keine feste Reihenfolge, variieren Sie den Ablauf.

Falls Sie sich in der glücklichen Situation befinden, nur sehr geringe Schmerzen oder gar keine RSI-Probleme zu haben und die Übungen nur zur Prävention machen möchten, dann können Sie sich zusätzlich „aushängen“ (siehe das Kapitel über den *Tennisarm ab Seite 96*).

Klagen Sie über Sensibilitätsstörungen, Taubheit oder Kribbeln in den Amen oder Händen, dann sollten Sie sich zusätzlich die *passiven Dehnübungen (Seite 60)* anschauen (nachdem ein Bandscheibenvorfall von ärztlicher Seite ausgeschlossen wurde).

Alle Übungen / Maßnahmen in diesem Buch sind nur Vorschläge. Für Ihre individuellen Beschwerden werden einige sinnvoller sein als andere. Nehmen Sie das Buch mit zu einem Arzt oder Physiotherapeuten und besprechen Sie mit ihm die Übungen. Ich kann selbstverständlich keine Verantwortung dafür übernehmen, dass alle beschriebenen Maßnahmen jedem Betroffenen helfen. Sie führen diese auf eigene Verantwortung durch.

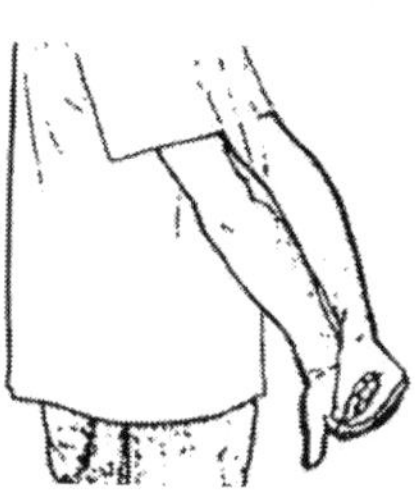

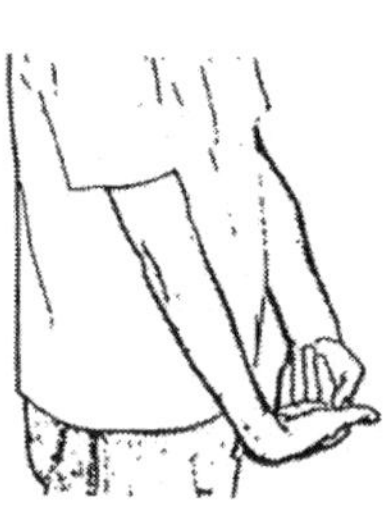

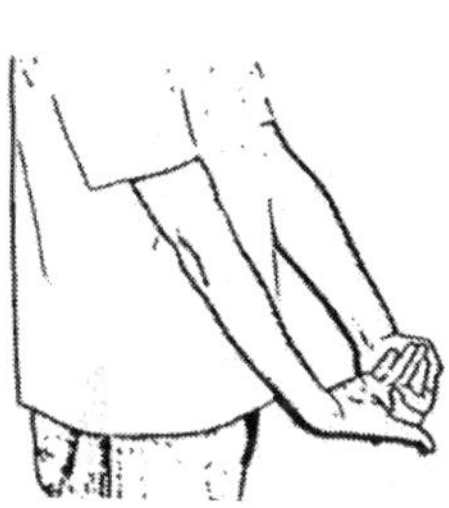

Strecken Sie Ihre Arme durch, drehen Sie beide Hände vor dem Körper nach rechts (die Handflächen zeigen dabei nach oben), umfassen Sie mit der linken Hand die vier Finger der rechten Hand und ziehen Sie sie nach oben (Bild 1). Nach zehn Sekunden rotieren Sie die nach oben gezogene Hand um knapp 180° und halten erneut zehn Sekunden (Bild 2). Abschließend drehen Sie sie soweit es geht nach vorne (Bild 3).[1] Danach Armwechsel. Achten Sie bei der Übung bitte darauf, die Schultern nicht hochzuziehen.

1 Videoanleitung: http://www.youtube.com/watch?v=KT-OhxW5-6I

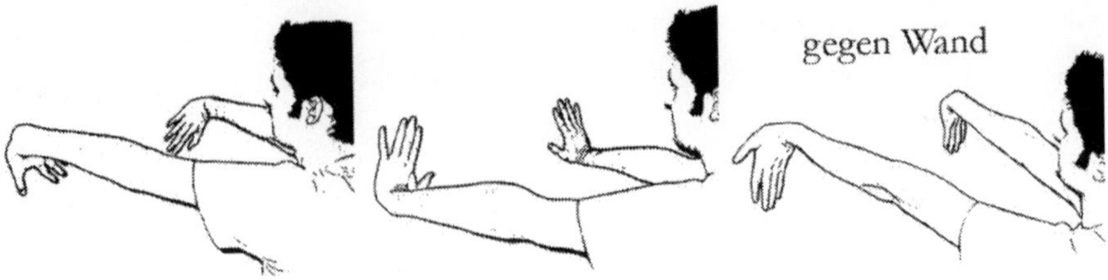

Lehnen Sie sich mit gestreckten Armen gegen eine Wand. Rotieren Sie die Hände soweit es geht nach innen, halten Sie zehn Sekunden (Bild 1) und drehen Sie sie dann - ohne von der Wand abzusetzen - nach oben. Halten Sie wieder zehn Sekunden (Bild 2) und rotieren Sie die Hände abschließend soweit es geht nach außen (Bild 3).

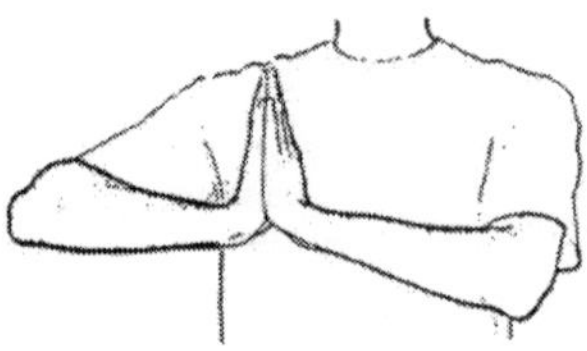

Drücken Sie die Hände vor dem Körper flach gegeneinander und schieben Sie beide Arme in eine Richtung (rechts oder links). Halten Sie diese Position mindestens 20 Sekunden und schieben Sie die Hände danach in die andere Richtung.

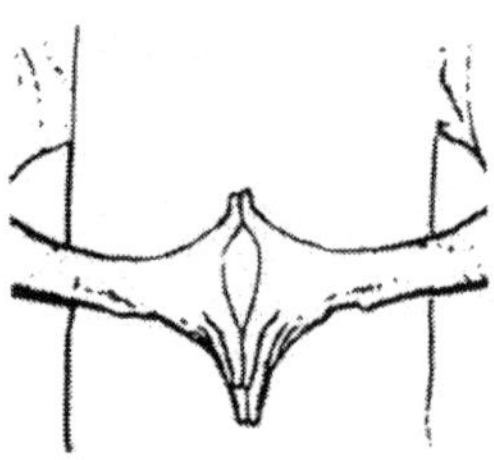

Spreizen Sie alle Finger ab und drücken Sie die Finger beider Hände vor dem Körper gegeneinander.

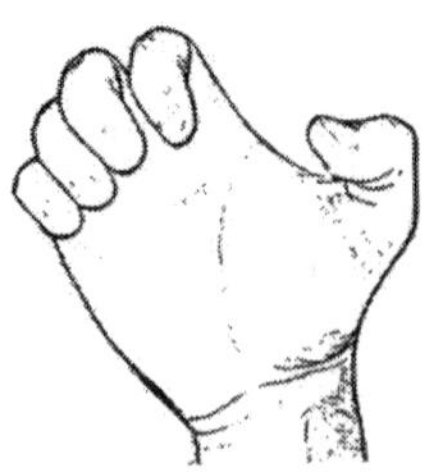

Machen Sie eine Faust und öffnen Sie dann die Hand, in dem Sie die angezogenen Finger langsam (zehn Sekunden) nach außen bewegen.

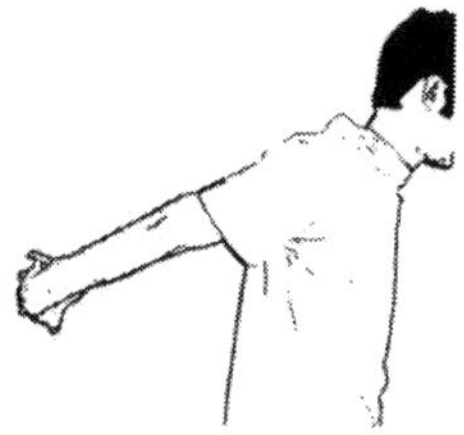

Verschränken Sie die Hände hinter dem Rücken und ziehen Sie die gestreckten Arme nach oben.

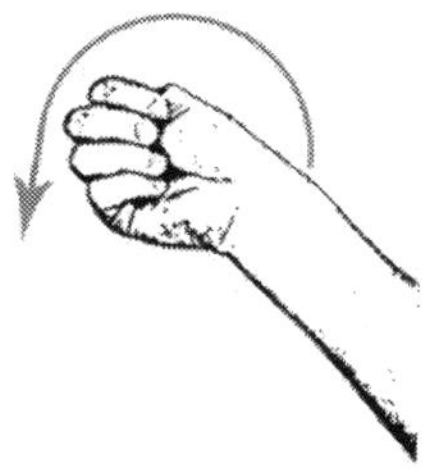

Machen Sie mit ausgestrecktem Arm eine Faust (der Daumen liegt dabei innen) und kippen Sie die Hand leicht nach unten.

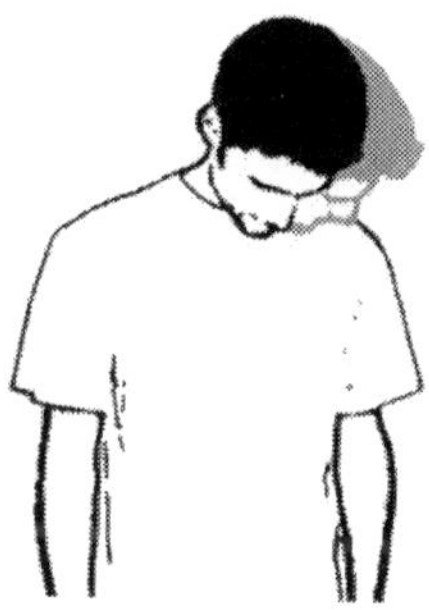

Diese Übung besteht aus acht verschiedenen Kopfstellungen, die Sie je zehn Sekunden halten sollten:

1. nach vorne
2. eingedreht mit Blick auf die Achselhöhle
3. zur Seite (Richtung Schulter neigen)
4. Kopf in den Nacken legen
5. zusätzlich Richtung Schulter neigen

Stellung zwei, drei und fünf natürlich jeweils nach rechts und links.

Um die Dehnwirkung zu verstärken, können Sie den gegenüberliegen Arm gleichzeitig leicht nach unten ziehen.

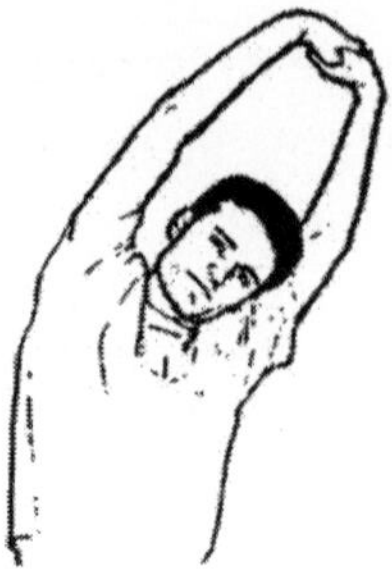

Strecken Sie die Arme in Verlängerung zum Körper nach oben und beugen Sie sich zu einer Seite.

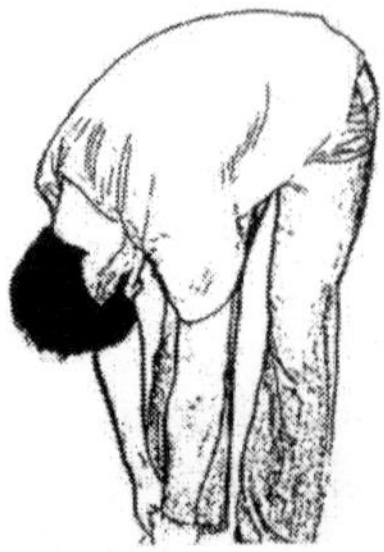

Beugen Sie den Oberkörper mit nicht ganz durchgestreckten Knien nach vorne. Halten, ein wenig zur Seite drehen und dort nochmals halten.

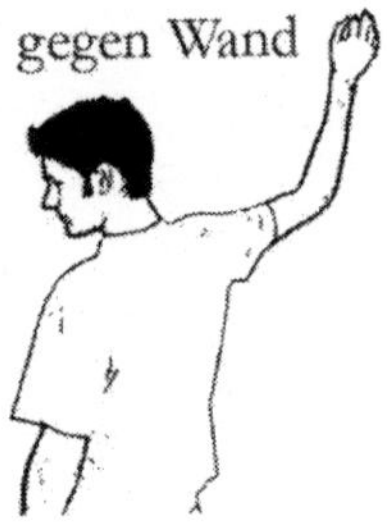

Stellen Sie sich seitlich zu einer Wand, lehnen Sie sich mit angewinkeltem Arm (größer als 90°) an die Wand und schieben Sie den Oberkörper leicht nach vorne. Die Dehnung sollte im vorderen Achselbereich zu spüren sein.

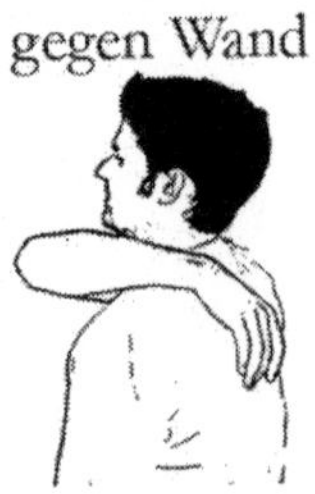

Legen Sie einen Arm über die gegenüberliegende Schulter und lehnen Sie sich mit dem Ellenbogen gegen eine Wand.

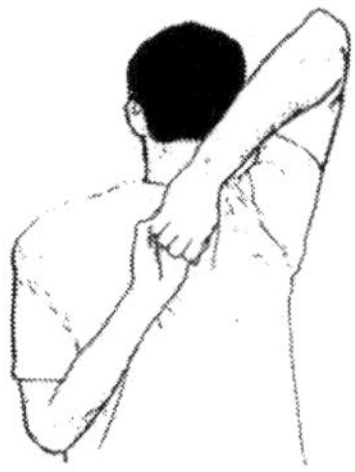

Versuchen Sie hinter dem Rücken beide Hände zu verhaken. Falls Sie mit den Händen nicht zusammenkommen, können Sie auch mit der sonst von unten kommenden Hand den anderen Ellenbogen leicht von oben drücken.

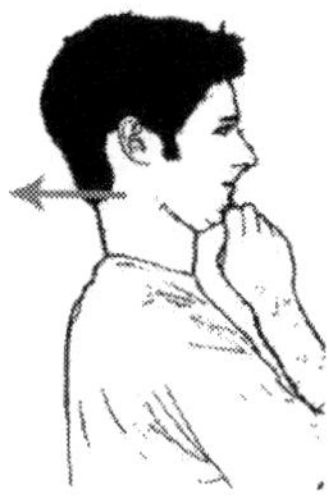

Ziehen Sie den Kopf nach hinten und halten Sie ihn dort für 10 Sekunden. Üben Sie anschließend mit einer Hand leichten Druck auf das Kinn aus, um den Kopf noch ein wenig weiter nach hinten schieben zu können.

liegend

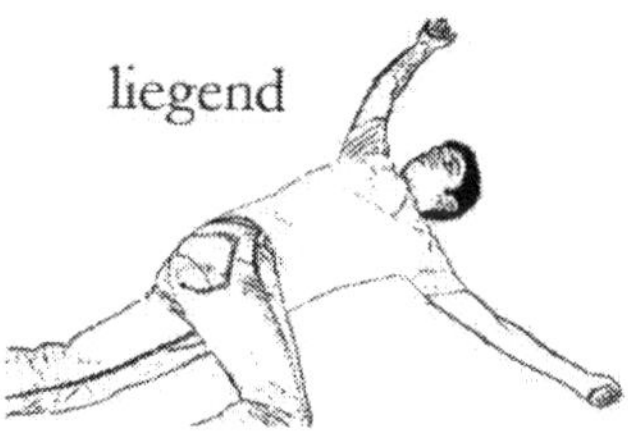

Legen Sie sich auf den Rücken, schieben Sie ein Bein über das andere, ziehen Sie das oben liegende Knie im 90°-Winkel an und drücken Sie es leicht auf den Boden. Strecken Sie Ihren Kopf, ohne dabei nach hinten abzuknicken (eventuell ein gefaltetes Handtuch unterlegen) und schauen Sie leicht in Richtung Hand. Den nach hinten gestreckten Arm legen Sie auf den Boden und halten ihn in der für Sie **un**bequemsten Stellung. Nach einer Minute wechseln Sie langsam die Seite. Nach einer weiteren Minute gehen Sie ganz langsam in die Ausgangsposition zurück und warten noch ein paar Sekunden ab, bevor Sie aufstehen.

Passive Dehnübungen

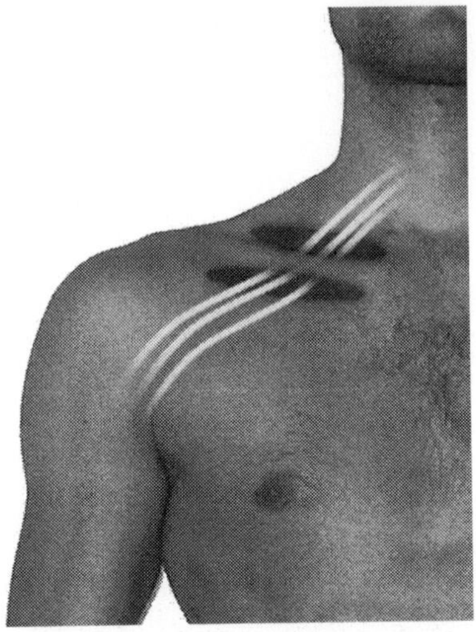

Sensibilitätsstörungen, Taubheit oder Kribbeln in den Armen oder Händen deuten auf ein Problem mit den Nervenbahnen hin. Die für die Arme zuständigen Nerven (im Bild als drei dünne Linien dargestellt) laufen von den Halswirbeln aus zwischen Schlüsselbein und Rippen hindurch in die Arme. Durch eine dauerhafte, nach vorne gebeugte Arbeitshaltung am PC kann sich der freie Platz unter dem Schlüsselbein verkleinern und es entsteht Druck auf die hier verlaufenden Nerven und Blutgefäße. Dies ist die häufigste Form des sogenannten Thoracic Outlet Syndrome[1].

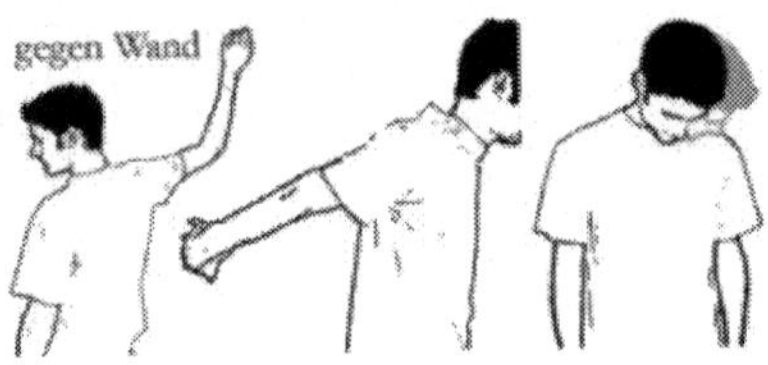

Die aktiven *Dehnübungen (Seite 54)* reichen oft schon aus, um geringe Beschwerden zu beseitigen. Die wichtigsten drei Übungen sind auf dem Bild rechts dargestellt (Übung drei nur mit dem Kopf schräg nach hinten).

Tritt keine Besserung ein, können Sie den dunkel markierten Bereich ober- und unterhalb des Schlüsselbeins mit den Fingern oder einem abgerundeten, länglichen Gegenstand passiv dehnen (z.B. einem Massagestäbchen). Versuchen Sie, für mindestens zehn Sekunden Druck auf den Bereich hinter dem Schlüsselbein auszuüben. Bewegen Sie dabei leicht den Arm, um die effektivste Stellung zu finden. In der Anfangszeit sollten Sie sich dabei von einer Physiotherapeutin unterstützen lassen. Dieses Dehnen der Bänder ist die einzige Maßnahme, die bei der Behandlung meines RSI-Syndroms eine sofortige, deutliche Verbesserung gebracht hat. Das unangenehme Gefühl, den eigenen Unterarm die ganze Zeit irgendwie zu spüren, obwohl man ihn überhaupt nicht belastet, ist zwar häufig nach einigen

1 http://www.nismat.org/ptcor/thoracic_outlet

Stunden oder Tagen wiedergekommen, aber die beschwerdefreien Zeiten zwischen dem Dehnen wurden immer länger.

In Ausnahmefällen ist eine Operation möglich. Sprechen Sie hierzu mit Ihrem Arzt.

Triggerpunktmassage

Definition

Triggerpunkte sind kleine Verhärtungen oder Verklebungen von Muskelfasern mit dem umschließenden Bindegewebe, den sogenannten Faszien. Sie können Schmerzen in umgebenden Körperregionen auslösen (triggern). Oft lösen sie sich nach einiger Zeit von alleine wieder auf oder sie sind so klein, dass keine dauerhaften Beschwerden auftreten. Durch langfristige Fehlhaltung und Überlastung können sie sich jedoch mit der Zeit sehr schmerzhaft bemerkbar machen. Triggerpunkte können in jedem Muskelbereich entstehen und in nahezu jedem Bereich des Körpers Schmerzen verursachen. Besonders häufig treten Kopf-, Nacken- und Rückenschmerzen auf.

Behandlung

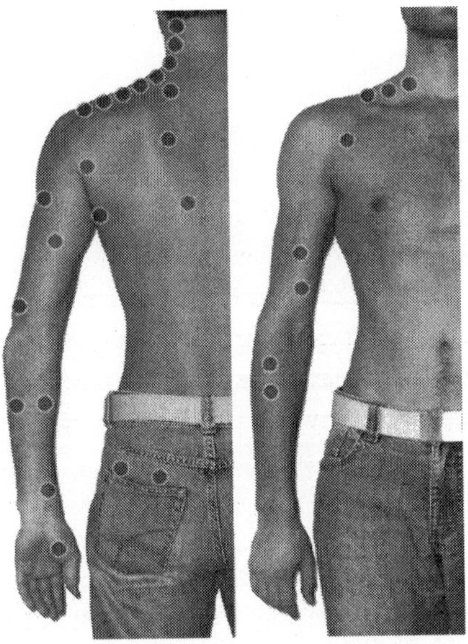

Die eigentlichen Muskel-Triggerpunkte sind im normalen Zustand nicht schmerzhaft. Sie können aber als „Knoten" oder Verhärtung von Ihnen selbst oder objektiv von einem Dritten ertastet werden. Weniger ausgeprägte Triggerpunkte lassen sich jedoch nicht immer eindeutig identifizieren.

Alle hier vorgestellten Triggerpunkte können Sie mit Ihren Fingerspitzen oder Handballen in leicht kreisenden Bewegungen und mit sanftem Druck selber massieren. Dabei sollten Sie einen unangenehmen Druckschmerz spüren. Da die verhärteten Punkte immer ein wenig zur Seite ausweichen werden, müssen Sie Ihren Finger ständig hinterherziehen. Der Triggerpunkt wird unter dem Druck ständig hin und her „flutschen". Für Triggerpunkte am Rücken legen Sie sich auf einem harten Untergrund mit dem Rücken auf zwei Tennisbälle, um die Stellen zu massieren, an die Sie ohne Hilfe nicht herankommen.

Da Sie u.U. noch weitere - als Laie schwer erkennbare - Triggerpunkte haben, sollten Sie zusätzlich professionelle Hilfe in Form einer Physiotherapeutin oder Masseurin in Anspruch nehmen (besonders anfangs, falls bei Ihnen beide Arme betroffen sind).[1]

Die Triggerpunkte können Sie alle zwei Tage massieren und im Anschluss sollten Sie einen Durchgang der Dehnübungen machen. Nach zwei bis drei Wochen sollte der ausstrahlende Schmerz langsam nachlassen.

> Alle Übungen / Maßnahmen in diesem Buch sind nur Vorschläge. Für Ihre individuellen Beschwerden werden einige sinnvoller sein als andere. Nehmen Sie das Buch mit zu einem Arzt oder Physiotherapeuten und besprechen Sie mit ihm die Übungen. Ich kann selbstverständlich keine Verantwortung dafür übernehmen, dass alle beschriebenen Maßnahmen jedem Betroffenen helfen. Sie führen diese auf eigene Verantwortung durch.

Hilfsmittel

Neuere Forschungserkenntnisse sagen aus, dass elastisches Fasziengewebe ein überaus wichtiger Teil bei der Vermeidung von Verletzungen ist. Selbst wenn sich noch keine Triggerpunkte ausgebildet haben, sollten die sich wie ein engmaschiges Netz durch den gesamten Körper ziehenden Faszien trainiert werden. Dies geschieht einerseits durch regelmäßiges dehnen und andererseits durch Massagen. Professionelle Massagen sind am effektivsten, allerdings auch langfristig sehr teuer. Ich möchte Ihnen zwei vergleichsweise günstige Hilfsmittel vorstellen, die ich regelmäßig nutze:

Klopfmassagegerät

Bei Bürokräften befinden sich die schmerzhaftesten Punkte oft im Nacken- und Rückenbereich. In diesen Fällen lassen sich Verspannungen statt mit einer klassischen Massage auch häufig schnell selbst mit einem Klopfmassagegerät lockern. Ich habe sehr gute Erfahrungen mit dem T-KungFu Klopfmassagegerät gemacht. Vor allem, da dies ohne eigene Handbelastung und ohne fremde Hilfe eingesetzt werden kann. Das Gerät wird wie eine

1 http://www.repetitive-strain-injury.de/therapeuten.php

Schwimmweste angelegt und zwei „Klopfer“ bearbeiten den Rücken. Einige Rückfragen aus der Vergangenheit möchte ich hier direkt beantworten:

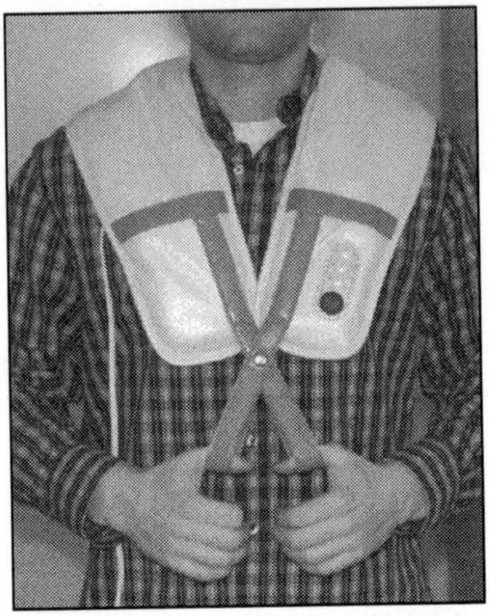

- *„Das Gerät klopft zu stark.“* - Das Klopfmassagegerät besitzt zehn unterschiedliche Intensitätsstufen. Falls Stufe eins Ihnen bereits zu stark ist, können Sie anfangs entweder einen Pullover anziehen oder Sie legen ein Handtuch auf Ihre Schultern. Nach mehrmaliger Nutzung werden Ihre Muskeln lockerer sein und Stufe eins wird entspannt nutzbar werden. Inzwischen nutze ich das Gerät meist auf Stufe zehn und es fühlt sich sehr angenehm an.
- *„Das Gerät schaltet sich nach 15 Minuten automatisch aus.“* - Ja, das ist so vorgesehen. Zum einen sollten 15 Minuten intensive Massage im Rückenbereich ausreichend sein. Zum anderen entwickelt das Gerät bei der Nutzung eine angenehme Wärme, so dass es nach jedem Durchgang ein paar Minuten abkühlen muss.
- *„Die Massage findet nur an zwei Punkten statt.“* - Mit Hilfe der vorderen Schlaufe lässt sich das Massagegerät auf jeder beliebigen Höhe des Rückens platzieren. Die beiden „Klopfer“ können so die Muskeln links und rechts der Wirbelsäule vom Nacken bis zum unteren Rücken erreichen.

Massagerolle

Eine Massagerolle besteht aus recht hartem Schaumstoff, über den man sich mit dem Körper rollt. So werden Verklebungen und Verhärtungen gelöst. Im Gegensatz zum passiv nutzbaren Klopfmassagegerät ist der Einsatz einer Massagerolle deutlich anstrengender. Ich empfehle sie ab Phase 3 *(siehe Seite 34)* zusätzlich zum Klopfmassagegerät einzusetzen. Es gibt diverse Hersteller, empfehlen kann ich u.a. die Blackroll Orange. Sie ist zum einen gut verarbeitet und zum anderen erhält man passende Übungen auf dem mitgelieferten Poster und der DVD. Bei ein paar Übungen stützt sich das Model auf den Handgelenken ab. Diese sind bei vorhandenen Beschwerden natürlich zu vermeiden, bzw. auf dem Unterarm auszuführen. Die dargestellten Übungen lassen sich gut mit meinem Kraftprogramm *(siehe Seite 68)* kombinieren.

Die beiden wichtigsten Übungen für den Unterarm können Sie sich in diesem Video[1] anschauen. Mit Hilfe Ihres Körpers können Sie einen für sich angenehmen Druck aufbauen.

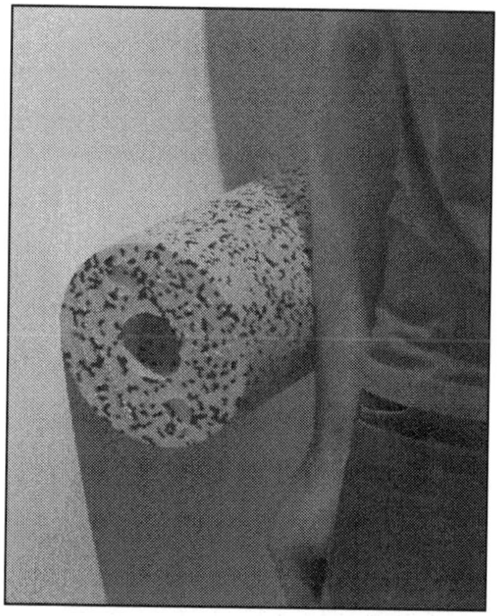

1 https://www.youtube.com/watch?v=jSwC8Cby2zs

Nervenmobilisation

Sensibilitätsstörungen, Taubheit und Kribbeln sind Anzeichen dafür, dass die für den Arm zuständigen Nerven irgendwo auf dem Weg von der Wirbelsäule bis zu den Fingerspitzen gereizt werden. Eine Ursache kann die Blockade eines Halswirbels (pseudoradikuläre Schmerzausstrahlung) sein. Oder es tritt eine Nervenwurzelirritation (Cervicobrachialgie) meist in Folge eines Bandscheibenvorfalls auf. Diese Möglichkeiten lassen sich mittels Messung der Nervenleitgeschwindigkeit durch einen Neurologen und Untersuchung durch einen geschulten Orthopäden (evtl. unter Zuhilfenahme einer Magnetresonanztomographie) überprüfen. Sind diese Ursachen ausgeschlossen, können Sie - nach ärztlicher Rücksprache - mit den in diesem Kapitel dargestellten Übungen beginnen.

Mit den auf der nächsten Seite abgebildeten Übungen bewegen Sie die betroffenen Nerven in ihrer Hülle leicht hin und her. Geringe Beschwerden können sich schon nach einigen Tagen oder wenigen Wochen auflösen. Bei stärkeren Irritationen werden Sie jedoch keine Verbesserung feststellen können, Ihre Schmerzen können sich im Gegenteil noch verschlimmern. Fangen Sie in jedem Fall ganz vorsichtig an und machen Sie in den ersten Tagen nur leichte Bewegungen. Wenn Sie die Übungen richtig ausführen, werden Sie ein leichtes Ziehen im gesamten Arm bis in die Fingerspitzen spüren. Nerven sind sehr empfindlich, Überlastungen können sie sehr schnell mit mehrtägigen Schmerzen quittieren.

Schauen Sie in das Kapitel *Behandlungspläne (Seite 32)*, um herauszufinden, ob diese Nervengleitübungen zur Nervenmobilisation für Sie infrage kommen.

Alle Übungen / Maßnahmen in diesem Buch sind nur Vorschläge. Für Ihre individuellen Beschwerden werden einige sinnvoller sein als andere. Nehmen Sie das Buch mit zu einem Arzt oder Physiotherapeuten und besprechen Sie mit ihm die Übungen. Ich kann selbstverständlich keine Verantwortung dafür übernehmen, dass alle beschriebenen Maßnahmen jedem Betroffenen helfen. Sie führen diese auf eigene Verantwortung durch.

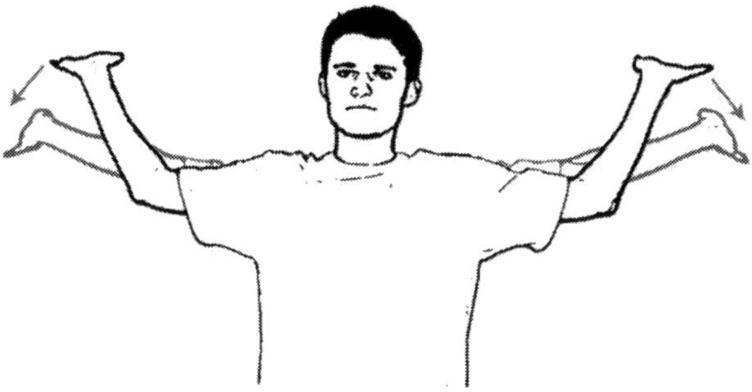

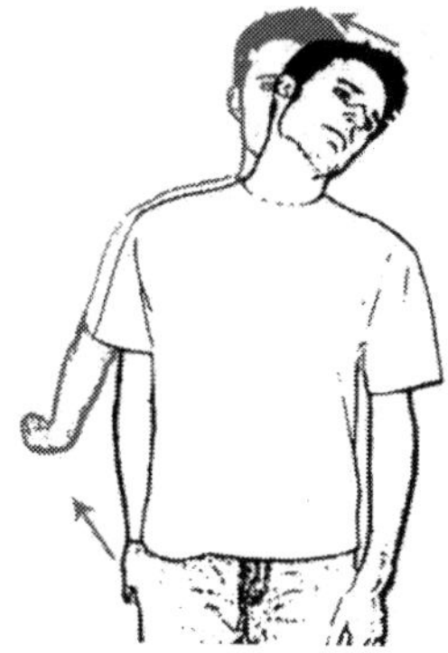

Bilden Sie mit Ihren Oberarmen ein U (die Handgelenke sind dabei auf Kopfhöhe), klappen Sie Ihre Hände so weit wie möglich nach außen und drehen Sie sie leicht nach hinten. Aus dieser Ausgangsposition strecken Sie Ihre Arme langsam, halten wenige Sekunden und gehen wieder zurück in die Ausgangsposition. Führen Sie die Übung fünf Mal durch. Drehen Sie anschließend in der Ausgangsposition die Fingerspitzen Richtung Kopf. Machen Sie erneut fünf Wiederholungen.

Die zweite Übung beginnt mit hängenden Armen und zur Seite geneigtem Kopf. Klappen Sie dann Ihre gegenüberliegende Hand schräg nach hinten ab (die Handfläche zeigt nach oben) und bewegen Sie Ihren Arm leicht schräg nach hinten (wohin die Fingerspitzen zeigen). Gleichzeitig bringen Sie Ihren Kopf wieder in die Normalstellung. Kurz halten und dann wieder in die Ausgangsposition zurück. Achten Sie darauf, dabei nicht die Schultern anzuheben. Wiederholen Sie die Übung fünf Mal, bevor Sie den Arm wechseln.

Kräftigung

Kräftigungsübungen bei chronischem RSI

Kräftigungsübungen sind bei chronischem RSI (ab ca. sechs Monaten) wichtig zum Wiederherstellen der ehemaligen Leistungsfähigkeit der Muskulatur. Zu früh oder zu übermäßig durchgeführt können sie aber auch kontraproduktiv wirken. **Falls Sie durchgängig Beschwerden mit Ihren Armen haben, ist es definitiv noch zu früh!** Nachdem Sie über mehrere Wochen die in den vorangegangenen Kapiteln erklärten anderen Übungen gemacht haben, sollten sich Ihre Beschwerden - zumindest zeitweise - deutlich verbessert haben. Jetzt können Sie zusätzlich langsam anfangen Ihren Oberkörper zu kräftigen, denn starke Muskeln können die sich wiederholenden Belastungen besser verkraften.

Als Einstieg sollten Sie zweimal wöchentlich schwimmen; damit bauen Sie eine gute Grundlage auf und können am wenigsten falsch machen. Brustschwimmen sollten Sie aber möglichst vermeiden, da durch ein Hohlkreuz Nacken- und Rückenprobleme verstärkt werden können. Besser ist Rücken- oder Kraulschwimmen. Je nach Fitnesszustand können Sie 2-4 Wochen danach (zusätzlich) die hier aufgeführten Übungen alle zwei bis drei Tage machen (siehe *Behandlungspläne Seite 32*). Die ersten beiden Wochen sollten Sie jedoch erst einmal ganz leicht anfangen und schauen, was Ihr Körper verträgt. Mit der Zeit wird Ihnen die eine oder andere Übung vielleicht zu leicht vorkommen, dann können Sie sie öfter wiederholen, die Haltezeit verlängern oder einen zweiten Durchgang anschließen.

Besonders die Übungen, bei denen ein Teil des Körpergewichts auf den Händen abgestützt werden muss, waren für mich in den ersten Monaten unvorstellbar. Machen Sie anfangs wirklich nur die Übungen, die Sie ohne Schmerzen ausführen können. Selbst nach über sechs Monaten mit den anderen Übungen konnte ich mein Körpergewicht bei Klimmzügen noch nicht halten. Fangen Sie vorsichtig an und nehmen Sie nach und nach mehr Übungen dazu. Die Versuchung ist leider sehr groß, nach dem Motto „viel hilft viel“ zu trainieren. Eine einmalige Überlastung kann Sie aber um Wochen zurückwerfen, gehen Sie dieses Risiko nicht ein!

Kräftigungsübungen bei leichten Beschwerden

Menschen mit trainierter Muskulatur haben ein geringeres RSI-Risiko[1]. Leichte Kräftigungsübungen sind nur eine minimale zusätzliche Belastung, man profitiert gleichzeitig aber von der erhöhten Ausdauerfähigkeit der Muskeln. Falls Ihre Schmerzen nur sehr gering sind und Sie sich in die vierte Phase befinden, sollten Sie mindestens die ersten zwei Wochen auf Kräftigungsübungen verzichten und sich zunächst auf Dehnübungen und die weiteren Maßnahmen beschränken. Erst wenn sich eine Besserung einstellt, sollten Sie mit den Kräftigungsübungen beginnen.

Risiken

Viele Menschen benutzen bei Belastungen nicht immer die dafür vorgesehenen Muskeln, sondern kompensieren (unbewusst) diese mit daran angrenzender Muskulatur. Je stärker die Muskeln trainiert sind, umso länger geht das gut und Sie haben keine Probleme. Insbesondere bei Doppelbelastungen durch Kompensationen versagen aber irgendwann die betroffenen Muskeln. In diesem Fall werden Sie auch durch Kräftigungsübungen nicht den Normalzustand wiederherstellen können; unter Umständen verschlimmern Sie damit sogar Ihre Situation! Betroffen sind häufig (aber keineswegs ausschließlich) Personen, die regelmäßig ins Fitnessstudio gehen und an Geräten mit zu viel Gewicht trainieren. Die richtige Technik bleibt dann schnell auf der Strecke.

Deshalb rate ich Ihnen dringend, die Übungen dieses Kapitels mit einer guten Physiotherapeutin zu besprechen. Die Physiotherapeutin wird Sie beim Ausführen der Übungen beobachten und kann eine Rückmeldung geben, ob Sie die richtigen Muskelpartien benutzen bzw. die Ausführung gegebenenfalls korrigieren. Da kein Körper und nicht jedes Problem gleich ist, wird sie Ihnen evtl. zusätzlich oder ersatzweise weitere, spezielle Übungen zeigen können.

Ausführung

Wichtig ist, dass Sie die Übungen sauber ausführen. Halten Sie sich an die Anmerkungen und atmen Sie stets locker weiter. Falsch ausgeführt (meist eine Folge von zusätzlichen Gewichten), wirken sie kontraproduktiv. Sie tun sich damit nichts Gutes! Halten Sie immer Ihre Körperspannung und

---

1 Ratzlaff, Charles R. et al. (2007). Work-related repetitive strain injury and leisure-time physical activity. Arthritis Care & Research. Jahrgang 57 Ausgabe 3: 495 - 500

lassen Sie sich nicht hängen (z.B. den Oberkörper bei Liegestützen nicht bis ganz zum Boden bewegen). Ansonsten überlasten Sie nur Ihre Bänder und Sehnen, ohne einen Trainingseffekt für die Muskeln zu erreichen.

Muskelwachstum erfolgt nicht direkt bei der Belastung, sondern erst einige Zeit danach in der Ruhephase (Superkompensation). Jeder Muskel braucht unterschiedlich lange, sich vollständig zu regenerieren. Als Faustregel gilt: Mindestens 48 Stunden Erholung nach jedem Krafttraining.

Falls nicht anders angegeben, sind Übungen ohne Bewegung pro Seite ca. 15 Sekunden zu halten. Dynamische Übungen sollten Sie mindestens sieben Mal wiederholen. Ein Durchgang dauert mit kurzen Pausen zwischen den einzelnen Übungen 20 bis 30 Minuten.

Manche der abgebildeten Übungen können Sie mit einer Massagerolle kombinieren (siehe *Triggerpunktmassage Seite 62*). Dann kräftigen Sie nicht nur Ihren Körper, sondern trainieren bzw. lockern gleichzeitig auch Ihre Faszien (Bindegewebe).

Alle Übungen / Maßnahmen in diesem Buch sind nur Vorschläge. Für Ihre individuellen Beschwerden werden einige sinnvoller sein als andere. Nehmen Sie das Buch mit zu einem Arzt oder Physiotherapeuten und besprechen Sie mit ihm die Übungen. Ich kann selbstverständlich keine Verantwortung dafür übernehmen, dass alle beschriebenen Maßnahmen jedem Betroffenen helfen. Sie führen diese auf eigene Verantwortung durch.

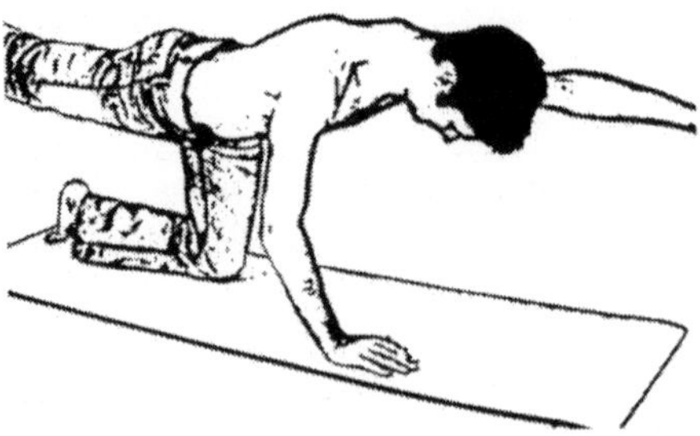
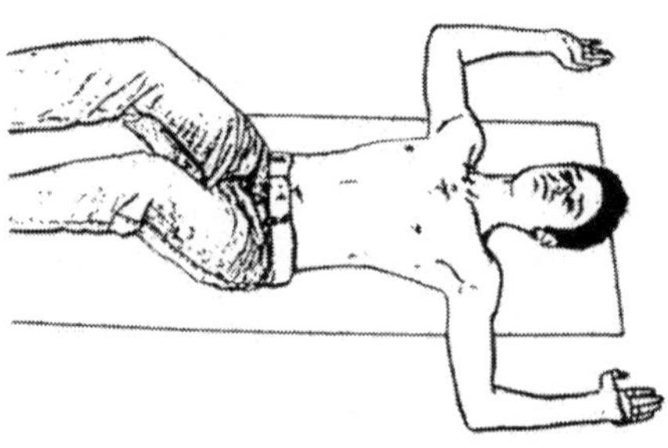

Rumpfkräftigung 1: In der Grundstellung knien Sie auf dem Boden und stützen sich mit beiden Händen ab. Knie-, Hüft- und Schultergelenk befinden sich jeweils in einem 90°-Winkel. Die Arme stehen schulterbreit auseinander. Halten Sie Ihren Kopf und Hals in Verlängerung der Wirbelsäule und blicken Sie nach unten. Heben Sie nun ein Bein und den gegenüberliegenden Arm an, so dass sie eine waagerechte Linie bilden. Halten Sie diese Position und wechseln Sie danach die Seiten.

Rumpfkräftigung 2 (1-2 Minuten): Legen Sie sich gestreckt auf den Rücken (Beine noch am Boden) und halten Sie Ihre Arme in U-Haltung (90°). Drücken Sie den gesamten Körper auf der Linie zwischen beiden Ellenbogen nach unten auf den Boden (an jedem Punkt mit gleicher Kraft). Halten Sie diese Position kurz. Versuchen Sie jetzt zusätzlich, die gesamte Wirbelsäule gleichmäßig gegen den Boden zu drücken. Halten Sie diese Position für 15-20 Sekunden. Heben Sie nun beide Beine nacheinander vom Boden und ziehen Sie sie bis zu einen 90° Winkel an. Schieben Sie sie so weit nach vorne, bis Sie Ihren Körper gerade noch an allen Punkten gegen den Boden drücken können (siehe Bild).

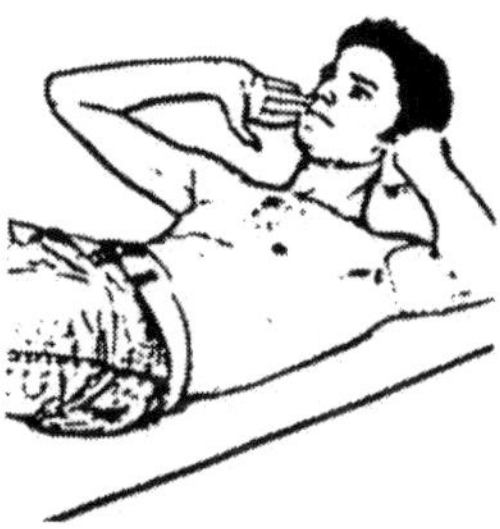
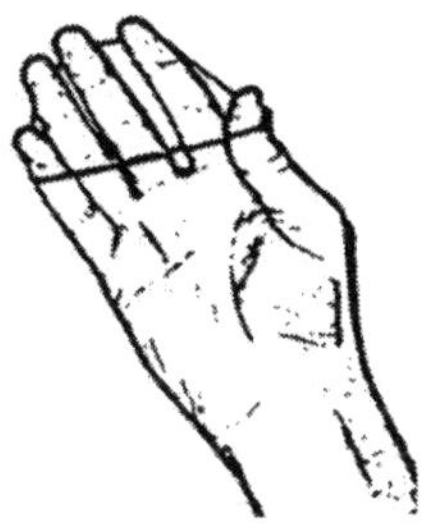
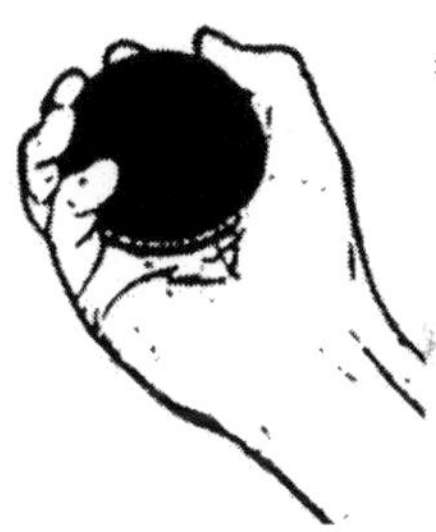
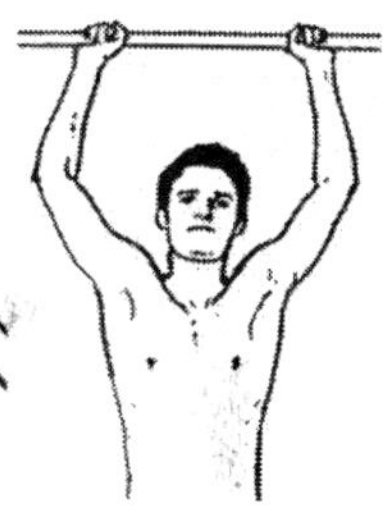

Bauch-Crunches: Legen Sie sich rücklings auf den Boden, die Beine angewinkelt. Heben Sie den oberen Rücken leicht vom Boden ab und verweilen Sie in dieser Position einige Sekunden. Gehen Sie dann mit Ihrem Oberkörper wieder langsam in die Ausgangsposition zurück, ohne ihn jedoch komplett auf dem Boden abzulegen. Wiederholen Sie die Übung weitere sechs Mal. Je weiter Sie Ihre Hände in Richtung des Kopfes verschieben, desto schwieriger wird die Übung. Ziehen Sie aber keinesfalls mit den Händen am Kopf!

Um auch die schrägen Bauchmuskeln zu trainieren, können Sie einen weiteren Durchgang anschließen, bei dem Sie abwechselnd beim Anheben des oberen Rückens den rechten und linken Arm Richtung Himmel strecken (als ob Sie Äpfel von einem Baum pflücken möchten). Dabei geht der rechte Arm diagonal nach links oben, der linke nach rechts oben.

Fingerstrecker: Spreizen Sie Ihre Finger gegen den Widerstand eines Gummibandes nach außen.

Unterarm- und Handkräftigung: Ein Gyrotwister ist eine Handteller große Kugel mit integriertem Schwungrad, das durch kreisende Handbewegungen angetrieben wird. Trotz seines geringen Eigengewichtes kann ein Gyrotwister durch Kreiselkräfte ein gefühltes Gewicht von mehreren Kilogramm entwickeln. Je schneller man das Schwungrad antreibt, desto schwerer wird er. So flexibel wie ein ganzer Hantelsatz trainiert ein Gyrotwister alle Muskeln des Unterarms.

Klimmzüge: Richtige Klimmzüge sind außer zur Prävention kaum empfehlenswert. Sie können aber Ihre Belastung individuell reduzieren, indem Sie einen Großteil des Körpergewichts mit den Füßen abstützen.

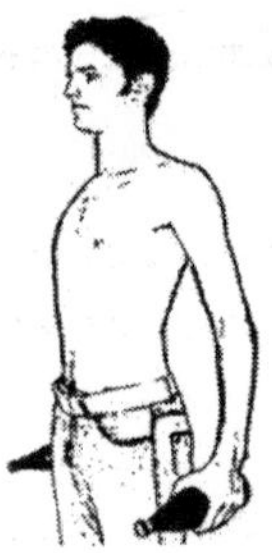
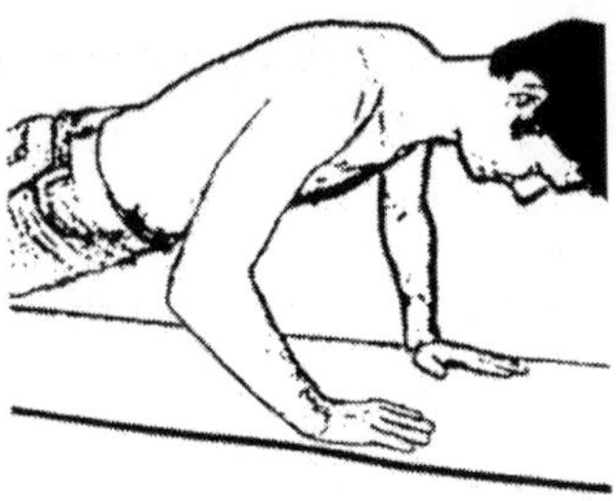
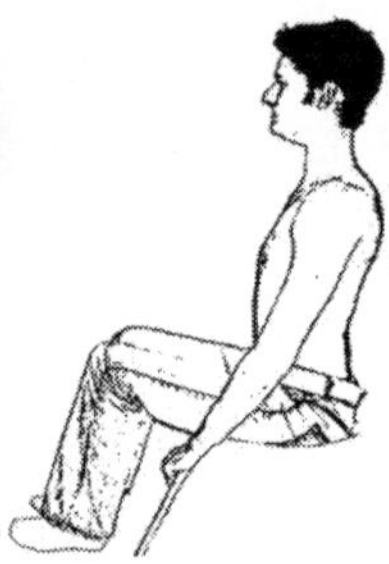
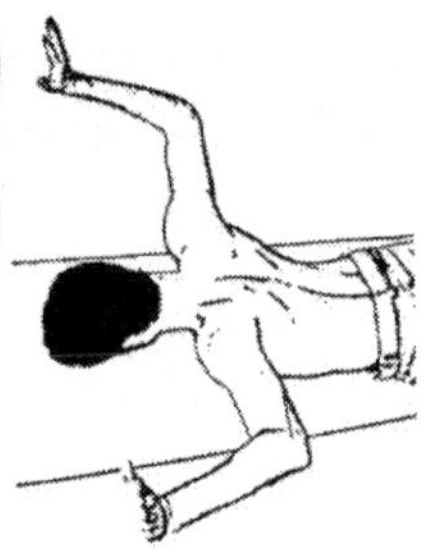

Schulterkräftigung 1: Nehmen Sie je eine Getränkeflasche in beide Hände und kreisen Sie Ihre hängenden Arme langsam rückwärts.

Liegestütze: Der Bereich der Brustwirbelsäule sollte zu jeder Zeit der höchste Punkt bei Liegestützen sein. Lassen Sie Ihren Oberkörper nicht zwischen beiden Schultern nach unten hängen. Um die Belastung zu reduzieren, können Sie statt Ihrer Füße auch Ihre Knie auf den Boden setzen.

Rumpfkräftigung 3: Setzen Sie sich auf eine Bettkante und heben Sie Ihre Füße ein paar Zentimeter vom Boden. Achten Sie dabei auf einen geraden Rücken.

Schulterkräftigung 2: Heben Sie auf dem Bauch liegend Ihren Kopf leicht an, ohne im Nacken abzuknicken. Bewegen Sie Ihre Arme in folgenden drei Positionen jeweils langsam hoch und runter:

a) Arme am Körper liegend (Handrücken nach oben)

b) Arme zur Seite (Daumen nach oben). Maximieren Sie den Abstand zwischen beiden Händen, so dass Ihre Schulterblätter nicht zusammenrutschen.

c) Arme in U-Haltung (nach oben gerichtete Hände, siehe oberes Bild).

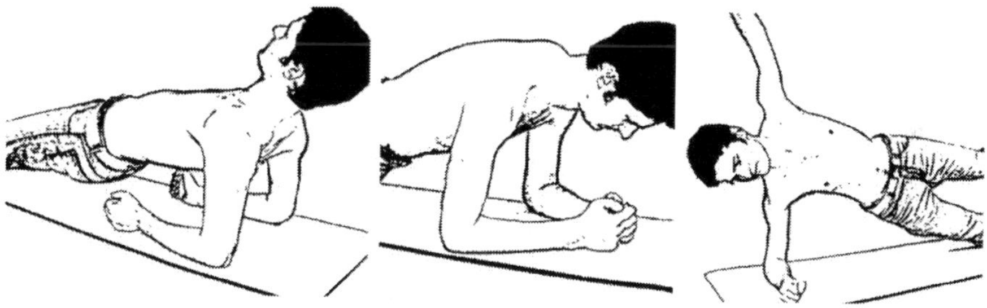

Unterarmstütz 1: Beine und Oberkörper bilden eine gerade Linie. Lassen Sie Ihren Oberkörper nicht hängen.

Unterarmstütz 2: Dieser Unterarmstütz ist die handgelenkschonende Alternative zu den Liegestützen. Beine und Oberkörper bilden eine gerade Linie. Lassen Sie Ihren Oberkörper nicht hängen.

Seitstütz: Beine und Oberkörper bilden eine gerade Linie. Lassen Sie Ihren Oberkörper nicht hängen. Der unbelastete Arm kann auch am Körper anliegen.

Psyche

Wie schon im Kapitel *Ursachen (Seite 10)* beschrieben, kann die Psyche auf drei verschiedenen Wegen eine Rolle bei RSI spielen:

1. Als „Begleitumstand“: Nach Auftreten der Schmerzen entsteht Angst vor der Zukunft und ein Schmerzgedächtnis entwickelt sich. Hierzu lesen Sie bitte den allgemeinen Teil dieses Kapitels ab „Arbeitseinstellung“.
2. Als Auslöser: Unterbewusster, großer Stress (Tension Myositis Syndrome)
3. Als Auslöser: Angst vor RSI

TMS (Tension Myositis Syndrome)

Lesen Sie bitte als Einleitung zu diesem Thema den entsprechenden Abschnitt im Kapitel *Ursachen (Seite 13)*. Die Behandlungsstrategie weist Ähnlichkeiten zum Löschen des Schmerzgedächtnisses auf, so dass der folgende Abschnitt grundsätzlich für alle Personen mit über mehrere Monate anhaltenden Schmerzen interessant sein kann. Im Gegenzug sollten alle TMS-Betroffenen auch einen Blick auf die Informationen zum Schmerzgedächtnis am Ende dieses Kapitels werfen.

Innere Anspannung, verdrängte Probleme oder Lebensumstellungen können Auslöser Ihrer Schmerzen sein. TMS ist nicht immer die alleinige Ursache, es kann auch zusätzlich zu einer physischen Überlastung auftreten. Schmerzen können in jedem Körperteil auftreten, häufig jedoch dort, wo Sie Schmerzen erwarten. Mit dem Schmerz versucht das Gehirn Sie davon abzulenken, sich mit einer (manchmal sogar positiven) Lebensveränderung auseinanderzusetzen. Durch die Schmerzen entwickeln Sie Angst, das betroffene Körperteil zu belasten und somit evtl. weiter zu schädigen. Sie befinden sich in einem Teufelskreis zwischen Schonhaltung und vom Gehirn gesteuerten weiteren Schmerzen.

Um diesem Teufelskreis zu entkommen, hilft folgende Strategie:

1. Beschäftigen Sie sich einen Tag intensiv mit dem Thema TMS und entsprechenden Erfolgsgeschichten[1]. Sie werden automatisch eine Eupho-

1 http://www.repetitive-strain-injury.de/weitere-erfahrungsberichte.php

rie aufbauen, die Ihnen in der Anfangszeit sehr helfen wird. Ein schmerzfreies Leben ist möglich!

2. Akzeptieren Sie Dr. Sarnos Theorie. Ja, es ist anfangs sehr schwer zu glauben, dass ein doch so realer Schmerz allein vom Gehirn gesteuert werden kann und keine physische Verletzung vorliegen muss. Sie müssen jedoch wirklich daran glauben - zu 100% überzeugt sein. Geben Sie der Theorie eine Woche Zeit, Sie haben nichts zu verlieren! Erst wenn Sie danach überhaupt keine Besserung spüren, lässt sich Ihr RSI wahrscheinlich nur auf eine physische Überlastung zurückführen.

3. Dr. Sarno empfiehlt Patienten mit eindeutiger TMS-Diagnose alle Dehnübungen etc. einzustellen, da die Schmerzen ja nicht durch eine physische Überlastung verursacht sind, der man mit entsprechenden Übungen entgegenwirken kann. Alle Übungen würden nur unnötig den Fokus auf die vorhandenen Schmerzen lenken und wären kontraproduktiv. Falls Ihre Diagnose wirklich sehr klar ist (Sie waren keiner wiederholten Belastung über einen längeren Zeitraum ausgesetzt), dann sollten Sie in dieser Testphase wirklich alle weiteren Maßnahmen einstellen. Sind Sie sich jedoch nicht sicher, ob das Tension Myositis Syndrome die alleinige Ursache ist, dann empfehle ich, zumindest ein paar lockernde Dehnübungen zu machen. Damit treten Sie vorsorglich folgendem Gedanken gegenüber, der Sie zwangsläufig während der Woche beschäftigen wird: „Vergeude ich nicht gerade nur meine Zeit und sollte ich nicht besser die konventionellen Übungen machen?" So erstellen Sie sich eine Win-Win-Situation. Sind die Schmerzen (zumindest teilweise) psychisch verursacht, dann sind Sie nach dieser Woche der Heilung bereits sehr nahe (der erste Schritt ist der schwierigste). Spüren Sie keine Besserung, haben Sie zumindest keine Zeit verloren.

4. Erstellen Sie eine Liste von Dingen, die sich auf Ihre Gefühle auswirken (auch vermeintlich rein positive). Mögliche Bereiche sind:

   a. Negative Kindheitserfahrungen (sehr strikte Regeln, Misshandlung, Probleme der Eltern [Alkohol, Drogen, Depression], Trennung der Eltern ...)

   b. Persönlichkeitsmerkmale (Sie wollen es jedem recht machen, Perfektionismus, geringes Selbstwertgefühl ...)

c. Aktuelle, persönliche Herausforderungen / Probleme (schwere Krankheit oder Tod eines Familienmitglieds oder Freundes, Scheidung, Schulden, Probleme mit Arbeitskollegen oder Freunden, neuer Chef, neue Arbeitsstelle, Partner beginnt oder beendet eine Arbeit, gerichtliche Auseinandersetzung, Schamgefühle, Schuldgefühle, Urlaub, Umzug, Heirat, Schwangerschaft, Geburt eines Kindes ...)

d. Kleinigkeiten, die Sie schon immer gestört, aber nie angesprochen haben (Einstellung zu bestimmten Themen oder Verhalten in gewissen Situationen vom Partner oder von Freunden)

e. Eigenes Alter und Gedanken über den unausweichlichen Tod

5. Wählen Sie jeden Tag ein anderes Thema und schreiben Sie alles auf, was Ihnen dazu einfällt. Schreiben Sie über Ihre Gefühle und überlegen Sie sich verschiedene Strategien, um den Problemen zu begegnen. Diese Arbeit benötigt regelmäßig ein wenig Zeit und Anstrengung, sie ist aber die derzeit effektivste bekannte Methode zur Behandlung von TMS. Laut Dr. Sarno benötigen ungefähr 20% aller Betroffenen bei der Bewältigung ihrer Erlebnisse psychotherapeutische Hilfe. Nehmen Sie im Zweifel lieber diese professionelle Hilfe in Anspruch.

6. Lesen Sie regelmäßig in Ihren Aufzeichnungen und arbeiten Sie konstant an der Umsetzung Ihrer Strategien. Arbeiten Sie an sich selber und besprechen Sie unangenehme Themen mit Familie und Freunden.

   Etwas, was Sie oder andere nicht verändern können, müssen Sie versuchen zu akzeptieren. Sie werden nicht jedes kleine Ärgernis ausräumen können. Es reicht, wenn Sie es klar benennen und zu Ihren Gefühlen stehen. Beispiel: Sie sind der Meinung, dass sich ein Familienmitglied in der Öffentlichkeit peinlich benimmt. Gespräche konnten keine Verbesserung herbeiführen. Dass Sie sich für eine fremde Person schämen, ist nichts Schlimmes. Belastend wird es jedoch, wenn es Ihnen sehr unangenehm und peinlich ist, sich zu schämen. Das ist vollkommen natürlich, stehen Sie zu Ihren Gefühlen und versuchen Sie nicht, sie zu unterdrücken.

7. Ihre Muskulatur ist nicht überlastet und das Gewebe auch nicht geschädigt! Beginnen Sie langsam wieder mit alltäglichen Belastungen und versuchen Sie, Ihre Hände normal einzusetzen und keine Schonhaltung

einzunehmen oder unnormale Bewegungen auszuführen. Wenden Sie hierzu auch die Taktiken zum Löschen des *Schmerzgedächtnisses (Seite 83)* an. Wenn sich erste Erfolge einstellen, beginnen Sie wieder mit leichten PC-Arbeiten und steigern Sie die Zeit kontinuierlich.

Weiterführende Informationen finden Sie in dem Buch *The Mindbody Prescription*[1] des Tension Myositis Syndrome-„Entdeckers“ Dr. Sarno sowie auf zahlreichen weiteren Internetseiten[2].

Angst vor RSI

1. Sie arbeiten täglich **weniger als 2 Stunden** am PC (bzw. sind keiner vergleichbaren einseitigen Belastung ausgesetzt): Ihr Risiko ist sehr begrenzt. Befolgen Sie die Hinweise der Zusammenfassung, arbeiten Sie sonst aber wie gewohnt weiter. Sie können sich zusätzlich im Kapitel *Behandlungspläne (Seite 32)* den Abschnitt „Prävention“ (Stufe 5) anschauen.

2. Sie arbeiten täglich **länger als 2 Stunden** am PC (oder sind einer vergleichbaren einseitigen Belastung ausgesetzt): Auch wenn Sie zur Risikogruppe gehören, brauchen Sie wirklich keine Angst zu entwickeln! Solange Sie sich die Tipps dieses Buches zu Herzen nehmen (Arbeitsplatz, Pausen, Dehnübungen...), wird Ihr Überlastungsrisiko drastisch minimiert. Eine Übersicht mit allen Hinweisen finden Sie im Abschnitt „Prävention“ im Kapitel *Behandlungspläne (Seite 32)*. Achten Sie besonders in stressigen Arbeitsphasen auf die Einhaltung von regelmäßigen, kurzen Pausen und schütteln Sie Ihre Arme aus. Immer dann, wenn Sie denken, dass Sie gerade überhaupt keine Zeit für irgendwelche „überflüssigen“ Pausen haben und doch „nur mal eben schnell“ diese eine Aufgabe abschließen möchten, ist es Zeit für eine kurze Unterbrechung! Das Programm Mausarm[3] erinnert Sie in regelmäßigen Abständen daran. Millionen von Menschen arbeiten in extrem unergonomischen Positionen und bekommen keine Schmerzen. Sie befolgen die wichtigsten Ratschläge und sind somit perfekt geschützt.

1 Sarno, John E. (1999). The Mindbody Prescription: Healing the Body, Healing the Pain. New York: Warner Books
2 http://www.rsipain.com/links.php
3 http://www.repetitive-strain-injury.de/mausarm.php

Arbeitseinstellung

Besonders Menschen, die sehr fleißig sind, freiwillige Mehrarbeit leisten und dafür auf Pausen verzichten, sind anfällig für das Repetitive Strain Injury Syndrom. Falls Sie zu dieser Gruppe gehören, werden Sie anfangs wahrscheinlich unter Schmerzen weiterarbeiten wollen, um trotzdem noch das gewohnte Arbeitspensum zu schaffen.

Genau hier müssten Sie ansetzen, denn je eher Sie die Schmerzen adressieren, desto schneller werden Sie wieder normal arbeiten können. Besprechen Sie die Problematik mit Ihrem Partner, Ihrem Chef und Ihren Kollegen. Sie alle müssen wissen, dass Sie vorübergehend nur etwas langsamer arbeiten können und zwischendurch kleine Pausen einlegen müssen. Sie sollten so transparent wie möglich sein, um sich keinen zusätzlichen Druck von außen aufzubauen („Was macht der da für komische Übungen?" „Ist das eine Behindertenmaus?" „Krank von PC-Arbeit? Der will doch nur weniger arbeiten!").

Auch an Ihrer inneren Einstellung müssen Sie arbeiten:

1. Akzeptieren Sie Ihre Krankheit! Was haben Sie davon, wenn Sie noch zwei Monate ohne Veränderungen weiterarbeiten können, danach aber für den Rest Ihres Lebens Schmerzen in den Armen haben und Ihren alten Beruf in keinem Fall weiter ausüben können?

2. Ziehen Sie daraus die richtigen Schlüsse und ändern Sie Ihr Verhalten. Das ist auch im Interesse Ihres Arbeitgebers. Er wird nicht ein pünktlich abgeschlossenes Projekt mit dem anschließenden Verlust Ihrer Arbeitskraft bezahlen wollen.

3. Sie können im Moment nicht jeden zu 100% zufriedenstellen; das ist so und lässt sich auch nicht ändern! Seien Sie nicht frustriert, Sie haben Ihr Bestes gegeben. Es sind alles nur Kleinigkeiten im Vergleich zu den Verletzungen, die Sie Ihrem Körper womöglich zufügen würden.

Arbeitsorganisation

Mit einer gut durchdachten Organisation können Sie effizienter arbeiten, d.h. eine geringere Arbeitsbelastung muss nicht unbedingt bedeuten, dass Sie auch deutlich weniger schaffen. Die ersten Schmerzen treten oft in sehr stressigen Phasen auf, z.B. wenn ein Projekt unbedingt bis Monatsende abgeschlossen sein muss, sich dies aber nur durch viele Überstunden in der letzten Woche bewerkstelligen lässt. Sinnvoll wären vorab ein realistischer Zeitplan und eine Prioritätenliste gewesen.

Das Pareto-Prinzip besagt, dass 80% des Ergebnisses in nur 20% der Zeit erreicht wird. Die restlichen 80% der Zeit werden für nur 20% des Ergebnisses verbraucht. Für Perfektionisten (100%-Ergebnis) ist es egal, ob sie erst mit den unwichtigen Punkten anfangen und dann zum Schluss den wichtigsten Teil bearbeiten. Allerdings ist diese Vorgehensweise sehr unwirtschaftlich, ließe sich doch auch mit deutlich weniger Zeit ein gutes Ergebnis (z.B. 95%) erzielen. Für die Praxis bedeutet dies, dass Sie sich zu Beginn jedes Projektes eine nach Wichtigkeit sortierte Auflistung aller Teilziele erstellen sollten. Nach etwa 20% der veranschlagten Gesamtzeit sind dann bereits die unverzichtbaren Aufgaben erledigt und Sie können sich nun mit dem Rest Ihrer verfügbaren Zeit den unwichtigeren Teilaufgaben widmen. Falls sich der ursprüngliche Zeitplan dann wenige Tage vor Abgabe des Projektes als zu knapp kalkuliert herausstellt, haben Sie zwei Möglichkeiten:

1. Nächtliche Überstunden für ein 100%-Ergebnis machen (das **will** der Perfektionist so - Personen ohne Prioritätenliste **müssen** Überstunden machen, da sie eine wichtige Teilaufgabe noch gar nicht begonnen haben)

2. Mit Prioritätenliste und normalen Arbeitszeiten ohne Stress ein 95%-Ergebnis erzielen

Beispiel an einer kleinen Aufgabe (Erstellung einer Präsentation):

Priorität	Beschreibung	Geplante Zeit	Zeit in %
Elementar	Inhalt der Präsentation erarbeiten	2,0	
Elementar	Folien erstellen	0,5	22
Sehr wichtig	Folienübergänge definieren	0,5	
Sehr wichtig	Diagramme erstellen	1,0	
Sehr wichtig	Vortrag einüben	2,0	30
Wichtig	Texte inhaltlich überarbeiten	1,0	
Wichtig	Rechtschreibung kontrollieren	0,5	
Wichtig	Layout der Texte verfeinern	1,0	22
Kann	Animationen erstellen	1,0	26

Priorität	Beschreibung	Geplante Zeit	Zeit in %
Kann	Handout erstellen	1,0	
Kann	Begrüßungs- und Schlussfolie erstellen	0,5	
Kann	Digitale Folien ausdrucken, falls Beamer defekt	0,5	
		11,5	*100*

An diesem Beispiel können Sie erkennen, dass Sie mit der Hälfte der geplanten Zeit (Prioritäten „elementar" und „sehr wichtig") bereits ein gutes Ergebnis erarbeitet haben. Eine Präsentation wäre schon jetzt möglich. Die restliche Zeit verwenden Sie auf Verbesserungen, die zwar wünschenswert sind, aber in zeitlich zu knapp bemessenen Arbeitsphasen auch weggelassen werden könnten.

Hätten Sie sich keine Liste mit Prioritäten überlegt und womöglich nach dem Entwurf einiger Folien erst um das Layout, Animationen, Begrüßungs- und Schlussfolie etc. gekümmert, wäre gegen Ende wahrscheinlich Stress aufgetreten. Jeder unvorhergesehene „Notfall" zwischendurch hätte zusätzlich das rechtzeitige Beenden der Präsentation gefährdet.

Folgende weitere Punkte können eine deutliche Arbeitsentlastung bringen:

1. Aufgaben delegieren
2. „Nein"-sagen üben (nicht alle Aufgaben übernehmen)
3. Unangenehme Aufgaben nicht aufschieben
4. Leistungstiefs (meist nach der Mittagspause) mit Routineaufgaben wie dem Beantworten von E-Mails überbrücken
5. Nur 60% der Arbeitszeit für feste Aufgaben verplanen
6. Konkrete und realistische Ziele setzen
   Beispiel:
   Was: Arbeitsbelastung verringern
   Womit: 10-Sekunden Kurzpausen einlegen
   Ausmaß: Alle 10 Minuten
   Zeitraum: 4 Wochen

„Um meine Arbeitsbelastung zu reduzieren, werde ich alle 10 Minuten eine 10-Sekunden Kurzpause einlegen. Nach vier Wochen überprüfe ich, ob ich mit dieser Maßnahme mein Ziel erreicht habe."

Werde ich wieder gesund?

RSI ist ein Teufelskreis: Je größer die Schmerzen werden, desto weniger möchte man die Hände belasten. Im Extremfall werden sie durch Eingipsen komplett ruhig gestellt. Gehen die Beschwerden dann nach Wochen, Monaten oder Jahren endlich weg, haben sich die Muskeln so degeneriert, dass man selbst einfachste Tätigkeiten nicht mehr richtig ausführen kann. Auch tägliche Arbeit am PC ist nicht mehr möglich. Der Betroffene (zumindest in meinem Fall war es so) stellt sich dann natürlich die Frage, ob er jemals wieder normal die Hände einsetzen können wird. Obwohl man anscheinend alles getan hat, werfen einen selbst leichte Tätigkeiten wieder weit zurück. An diesem Punkt angelangt, ist es ganz wichtig, sich nicht aufzugeben. Sie können wieder gesund werden! Selbstverständlich sind Ihre Arme in der Anfangszeit bei weitem nicht so belastbar wie Sie es gewohnt waren, aber die Muskulatur kann mit leichten *Kräftigungsübungen (Seite 68)* wieder aufgebaut werden.

Der Weg zur Heilung ist wie eine Achterbahnfahrt. Es wird Tage geben, an denen Ihnen Ihre Hände überhaupt keine Schmerzen bereiten und andere, an denen sie sich so schlecht wie am Anfang anfühlen. In der ersten Zeit haben Sie in der Woche nur ein paar schmerzfreie Stunden, aber mit der Zeit werden daraus Tage. Nach ein paar Wochen werden Sie mehr gute als schlechte Phasen haben und am Ende beschwerdefrei sein.

Zusätzlich zu dieser Entwicklung war es bei mir so, dass die Intensität der Schmerzen anfangs gleich blieb, was sehr frustrierend war. Erst mit der Zeit, als die guten Phasen überwogen, ist auch langsam die Schmerzstärke geringer geworden.

Psychische Folgen von langfristigem RSI

Je länger Sie Probleme mit dem Repetitive Strain Injury Syndrom haben, desto mehr spielt leider zwangsläufig auch die Psyche eine Rolle. Sie werden wahrscheinlich nicht mehr Ihren gewohnten Freizeitaktivitäten nachgehen können (Volleyball, Tennis, Hockey, Windsurfen, Geige, Klavier ...) und treffen sich deshalb auch weniger mit Freunden. Wenn Sie alleine zu Hause sitzen, dann denken Sie sehr häufig an alle negativen Folgen von RSI. „Wie schön wäre es doch, wenn ich jetzt ... machen könnte.“ Aus eigener Erfahrung weiß ich, dass man mit der Zeit schnell die Lust verliert, überhaupt irgendetwas zu unternehmen. „Vielleicht schadet es ja meinen Armen. Ich mache lieber gar nichts, dann mache ich auch nichts verkehrt ...“

Besonders in vorübergehend schlechten Phasen denken Sie bitte an folgende Punkte:

1. Akzeptieren Sie Ihre Krankheit. Nehmen Sie sie nicht als „Ausrede“ dafür, dass Sie zu Hause sitzen müssen und überhaupt nichts mehr machen können, was Ihnen Spaß macht. Machen Sie alle Ihre gewohnten Aktivitäten weiter, die Sie ohne große Armbelastung durchführen können (Kino, Theater, Schwimmen, Joggen ...).

2. Sehen Sie Ihre Situation als Chance für etwas Neues. Sie haben bestimmt schon einmal etwas anfangen wollen, was Sie dann aus Zeitgründen doch wieder verworfen haben. Oder Sie bauen eine vorhandene Begabung aus. Jetzt ist der richtige Zeitpunkt dafür (Joggen, Schwimmen, Singen, Bücher und (Fach)zeitschriften lesen, eine Fremdsprache lernen ...).

3. Sie werden wieder gesund! Lesen Sie Erfahrungsberichte[1] von ehemaligen RSI-Betroffenen. Besonders in den sehr schlechten Phasen wird es Ihnen helfen, das eigene Stimmungsloch zu überbrücken.

4. Sind Sie, Ihre Familie oder Freunde der Meinung, dass Sie die negativen Gedanken nicht alleine bewältigen können, dann scheuen Sie nicht den Gang zu einem Experten. Der Besuch eines Psychologen ist überhaupt keine Schande! Viele Menschen trauen sich nicht professionelle Hilfe anzunehmen, da sie Angst haben, als verrückt oder geistig verwirrt zu gelten. Das stimmt aber absolut nicht, die meisten Patienten sind ganz normale Menschen wie Sie und ich. Fast jeder von uns wird mindestens einmal in seinem Leben eine sehr schwierige Phase durchmachen und viele werden auch einen Psychologen aufsuchen (es wird normalerweise nur nicht drüber gesprochen). Sie können davon nur profitieren!

---

1 http://www.repetitive-strain-injury.de/weitere-erfahrungsberichte.php

Schmerzgedächtnis

Wenn sich Ihre Muskeln und Sehnen wieder komplett regeneriert haben und Sie normale Haushaltstätigkeiten schon ohne Probleme ausführen können, kann es sein, dass die Schmerzen bei PC-Arbeit sofort wieder auftreten. Dieses Phänomen wird als Schmerzgedächtnis bezeichnet. Durch die lange Schmerzenszeit (ab ca. 3 Monaten) verbindet Ihr Gehirn die Arbeit am Computer automatisch mit Schmerzen, auch wenn physisch alle Verletzungen ausgeheilt sind. Um Ihr Gehirn möglichst schnell wieder „umzuprogrammieren“, gibt es ein paar Tipps:

- Arbeiten Sie jeden Tag für ein paar Minuten (bis kurz vor den Zeitpunkt, in dem der Schmerz oder das unangenehme Gefühl eintritt) am Computer. Ganz wichtig ist dabei, dass Sie die Schmerzschwelle nicht überschreiten und konsequent aufhören. Jeden Tag legen Sie ein paar Minuten drauf und Sie werden sehen, dass Sie nach zwei Wochen bereits länger vor dem PC sitzen können, als noch am ersten Tag. Befindet sich die Achterbahn gerade in einem Tief und Sie haben dauerhaft Ruheschmerzen, dann machen Sie an diesem Tag absolut nichts am PC. Sie können die schmerzfreien Phasen verlängern, indem Sie kurz vor der PC-Arbeit den Blutfluss in Ihren Armen steigern.
- Verbinden Sie die Computertätigkeit mit etwas Angenehmem, zum Beispiel dem Hören Ihrer Lieblings-CD.
- Geben Sie Ihren Händen einen großen sensorischen Input, d.h. ertasten Sie regelmäßig kleine Objekte mit Ihren Fingern (ohne dabei den Gegenstand anzuschauen).
- Ziehen Sie sich zwischendurch dünne Handschuhe an. Damit ist das Gefühl beim Tippen auf der Tastatur ein komplett anderes und hilft dem Gehirn, das Schmerzgedächtnis zu löschen. Auch können Sie sich vorübergehend Klebestreifen auf die Fingerkuppen kleben.
- Schreiben Sie zwischendurch auf verschiedenen Oberflächen, z.B. auf einem Holz- oder Glastisch, auf Ihren Oberschenkeln, auf einem Stück Papier... Es ist wichtig, dass Sie richtige Sätze auf Ihrer „virtuellen Tastatur“ tippen und die Finger so bewegen, wie Sie es auch auf einer normalen Tastatur machen würden.
- Denken Sie an Freunde/Kollegen, die noch nie RSI-Schmerzen hatten. Oder an Besucher von Netzwerkpartys, die sich drei Tage am Stück mit

PC-Spielen „belasten". Ohne Pausen. Ohne Dehnübungen. In unergonomischer Haltung. Der menschliche Körper ist extrem widerstandsfähig, auch Sie werden wieder normal am PC arbeiten können!

- Betrachten Sie Ihre Schmerzen als Objekt, mit dem Sie reden können. Wenn Schmerzen auftauchen, sprechen Sie mit ihnen (innerlich oder auch laut). Sagen Sie, dass Sie verstanden haben, dass Ihnen Ihr Gehirn nur einen Streich spielt. Sie wissen, dass die Schmerzen keine Daseinsberechtigung mehr besitzen und deshalb verschwinden sollen.

  Was sich für einige vielleicht lächerlich anhört, funktioniert in vielen Fällen wirklich! Probieren Sie es aus, Sie haben nichts zu verlieren! Ich verspreche Ihnen ein unglaubliches Gefühl, wenn Sie diese Erfahrung das erste Mal machen.

Sonstige Maßnahmen

Schauen Sie sich bitte das Kapitel *Behandlungspläne (Seite 32)* an, damit Sie wissen, wann welche Maßnahme sinnvoll ist.

Alle Übungen / Maßnahmen in diesem Buch sind nur Vorschläge. Für Ihre individuellen Beschwerden werden einige sinnvoller sein als andere. Nehmen Sie das Buch mit zu einem Arzt oder Physiotherapeuten und besprechen Sie mit ihm die Übungen. Ich kann selbstverständlich keine Verantwortung dafür übernehmen, dass alle beschriebenen Maßnahmen jedem Betroffenen helfen. Sie führen diese auf eigene Verantwortung durch.

Durchblutung anregen

Da RSI hauptsächlich auf mangelnde Durchblutung zurückzuführen ist, sind alle durchblutungsfördernden Maßnahmen positiv. Die folgenden Punkte geben Ihnen dazu konkrete Vorschläge.

Joggen

Regelmäßiges Laufen fördert nicht nur die Durchblutung, sondern stärkt auch Ihre Fitness und allgemeine körperliche Verfassung (die wiederum positiv für die Erholung von RSI ist). Sind Ihre Schmerzen noch sehr stark, können Sie beim Laufen auch die Arme neben dem Körper hängen lassen.

Kontrastbäder

Füllen Sie zwei nebeneinander stehende Plastikwannen mit heißem und sehr kaltem Wasser (wenn möglich sogar mit Eiswürfeln). Tauchen Sie beide Unterarme für mindestens 3 Minuten in die heiße Wanne und wechseln Sie danach sofort in die kalte. Nach 15-20 Sekunden beginnen Sie wieder mit dem heißen Wasser und enden danach in der kalten Wanne.

Mit weniger Aufwand verbunden (aber auch weniger effektiv) sind Kontrastbäder unter der Dusche oder einfach im Waschbecken. Auch hier gibt es eine empfohlene Reihenfolge: heiß (rechter Arm, von der Hand zur Schulter, erst die Außenseite, dann die Innenseite), kalt, heiß, kalt (jeweils Reihenfolge wie beim ersten Mal). Danach der linke Arm.

Nach dem letzten kalten Bad sollten Sie sich etwas Langärmliges anziehen und die Arme leicht ausschütteln.

Sauna / Dampfbad

Saunagänge regen die Durchblutung an und in Kombination mit einem anschließenden Kaltbad bilden sie ein gutes Gefäßtraining.

Unterarme und Hände warmhalten

Tragen Sie langärmlige Bekleidung, um Ihre Unterarme warm zu halten und so den Blutfluss zu fördern. Sie können auch tagsüber und nachts zusätzlich dünne Handschuhe anziehen oder Armstulpen tragen.

Finger gegeneinander reiben

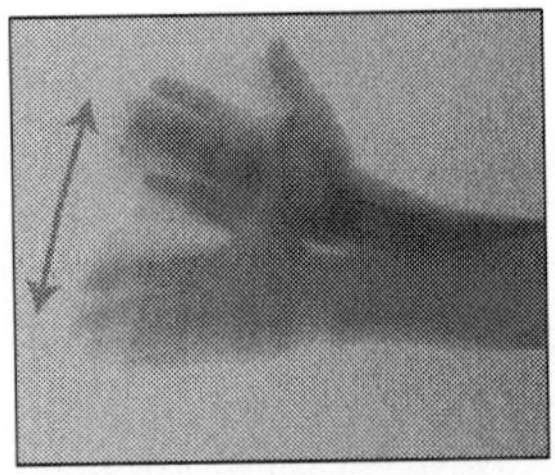

Legen Sie Ihre Hände flach gegeneinander und bewegen Sie Ihre Unterarme schnell gegengleich hoch und runter. Die dabei erzeugte Reibung wärmt sehr schnell Ihre Finger auf.

Pumpen mit den Händen

Halten Sie Ihre Arme nach oben gestreckt über den Kopf und öffnen und schließen Sie Ihre Hände sehr schnell - eine halbe Minute lang. Beugen Sie sich anschließend nach vorne und schütteln die nach unten hängenden Arme solange aus, bis das ganze Blut wieder zurückgeflossen ist.

Noppenball

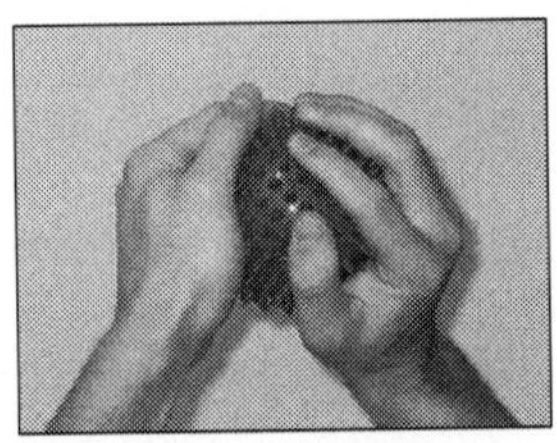

An meinem Arbeitsplatz liegt immer ein Noppenball (10 cm Durchmesser) in Griffweite. Zum einen wärmt er bei drehenden Bewegungen die Hände, zum anderen verschwand durch ihn das bei mir nach längerer Tastaturarbeit auftretende Brennen im Unterarmbereich.

Schwellung

In der Anfangszeit von ausgeprägten RSI-Beschwerden schwellen manchmal die Unterarme oder Handgelenke an. In diesem Fall sollten Sie unbedingt zum Arzt gehen, um andere Krankheiten oder Verletzungen auszuschließen. Der einzig sinnvolle Zeitpunkt, RSI mit Ruhigstellung von bestimmten Körperpartien und entzündungshemmenden Tabletten oder

Salben zu bekämpfen, ist jetzt - ganz am Anfang. Bekommen Sie Schienen verschrieben, dann sollten Sie sie nach Abklingen der Schwellung nicht mehr tragen, damit die Beweglichkeit der Gelenke nicht eingeschränkt wird und sich die Muskeln nicht zurückbilden. In Ausnahmefällen können Sie die Schienen aber auch danach vorübergehend bei belastenden Tätigkeiten tragen (sofern sie eine deutliche Schmerzlinderung bringen).

Bei Schwellungen empfinden die meisten Betroffenen eine Kühlung als sehr angenehm. Nach Abschwellen ist dann Wärme in der Regel sinnvoller.

Entspannungstechniken

Ein regelmäßiger Wechsel zwischen Anspannung und Entspannung ist üblich und sehr sinnvoll. Wenn jedoch über einen längeren Zeitraum den Anspannungsphasen keine ausreichenden Zeiten der Entspannung folgen, entwickelt sich ungesunder Stress. Dieser kann sich in vielfältiger Weise bemerkbar machen, u.a. mit Kopfschmerzen, Konzentrationsstörungen, Blutdruckerhöhung, Müdigkeit, Aggressivität, Unsicherheit und Angst. Gestresste Menschen besitzen in der Regel eine erhöhte Muskelspannung, auch wenn das subjektiv oft gar nicht wahrgenommen wird. Die bei Betroffenen des RSI-Syndroms stark beanspruchte Oberkörpermuskulatur hat so keine Möglichkeit, sich in Phasen ohne Arbeitsbelastung ausreichend zu regenerieren.

Ziel sollte es also sein, Stress durch übermäßige Belastung erst gar nicht aufkommen zu lassen. Grundlage hierfür ist eine gute Arbeitsorganisation. Um Arbeitspausen möglichst effektiv zur Muskelregeneration zu nutzen, kann man neben dem „Nichtstun" die Muskelspannung mit Hilfe von Entspannungstechniken auch aktiv herabsetzen. Grundsätzlich ist es nicht so wichtig, welche Methode angewandt wird (z.B. autogenes Training, progressive Muskelentspannung, Qigong, Yoga, Biofeedback, Meditation oder Hypnose). Es sollte die Technik genutzt werden, die einem subjektiv am besten gefällt (oder auch eine Kombination mehrerer Techniken). Je häufiger ein Verfahren angewandt wird, desto schneller kann sich eine Entspannung einstellen. Selbst eine Pause von nur einigen Minuten kann dann sinnvoll genutzt werden.

Gute Erfahrungen habe ich mit der progressiven Muskelentspannung gemacht, so dass ich diese Technik kurz vorstelle:

Progressive Muskelentspannung

Bei der progressiven Muskelentspannung werden nacheinander verschiedene Körperteile einzeln angespannt, die Spannung eine kurze Zeit gehalten und dann die Muskeln wieder entspannt. Durch diese aktive An- und Entspannung werden insbesondere zuvor unbewusst angespannte Muskeln gelockert. Im Vergleich zu anderen Entspannungstechniken ist die progressive Muskelentspannung einfach zu erlernen. Eine kostenlose Kurzanleitung finden Sie z.B. beim PAL Verlag[1]. Auf den Seiten der Techniker Krankenkasse[2] finden Sie zwei MP3-Dateien (Kurzversion 17 Minuten, Langversion 32 Minuten), in denen Sie jeweils durch einen Übungsdurchgang geführt werden.

Einen sehr guten allgemeinen Überblick über Entspannungstechniken inklusive Praxistipps zur Anwendung gibt das Buch *Entspannung, Suggestion, Hypnose*[3] von Prof. Dr. Sven Tönnies.
Das Erlernen einer Technik sollte anfangs durch einen geschulten Trainer unterstützt werden, ein guter Anlaufpunkt sind hier Volkshochschulen oder Sportvereine.

Querfriktionsmassage

Beim RSI-Syndrom können genau wie beim Tennisarm die Sehnenansätze im Ellenbogenbereich sehr druckempfindlich sein oder sogar Ruheschmerzen auslösen. Die im Schnitt zwei bis vier Wochen dauernde Behandlung (Querfriktionsmassage) ist im Kapitel *Tennisarm (Seite 95)* näher erklärt.

Schmerztagebuch

Jeder RSI-Betroffene sollte sich fortlaufend wichtige Eckdaten notieren, um für Arztbesuche darauf zurückgreifen und auch selber die Entwicklung über einen längeren Zeitraum nachvollziehen zu können. Sie sollten aber kein übliches Schmerztagebuch führen und jeden Tag einen Eintrag machen. Das ständige Beschäftigen mit den eigenen Schmerzen wäre für die Heilung kontraproduktiv. Beschränken Sie Ihre Eintragungen in der akuten Schmerzphase auf ungefähr eine pro Woche (später noch seltener). Jede signifikante Veränderung in Schmerzstärke, Schmerzort oder Schmerzdauer

1 https://www.palverlag.de/muskelentspannung-jacobson-durchfuehrung.html
2 http://www.tk-online.de/tk/broschueren-und-mehr/49432
3 Tönnies, Sven (2002). Entspannung, Suggestion, Hypnose. Heidelberg: Asanger

sowie neue Maßnahmen oder Medikamente und Arztbesuche sollten Sie sich in einem neuen Eintrag notieren. Zusätzlich sollten Sie sich die maximale Zeit aufschreiben, die Sie die belastende Tätigkeit ohne größere Schmerzen ausführen können (bei den meisten Betroffenen wäre das Arbeit am PC).

Je länger die Schmerzen andauern, desto eher kommt man ins Grübeln, ob sich überhaupt etwas bessert. Oft ist zwar die Beschwerdeintensität wirklich nur leicht zurückgegangen, die Schmerzen treten aber dafür viel seltener auf und die Zeit, die man jeden Tag am Computer verbringt, ist dabei stetig gestiegen. Ohne Schmerztagebuch ist es sehr schwierig nachzuvollziehen, wie man sich vor mehreren Monaten gefühlt hat.

Folgende Tabelle finden Sie als Word-Dokument auf meiner Website[1].

Datum	**15.10.20xx**
Schmerzort und -stärke	Punktueller, starker Schmerz auf der Innenseite des linken Handgelenks Rechter Unterarm leicht taub
Schmerzdauer	Täglich mehrere Stunden, Taubheit meistens vormittags
Maßnahmen / Medikamente	Mit Dehnübungen begonnen (nach Rücksprache mit Orthopäden XY)
PC-Arbeit ohne größere Schmerzen möglich	30 Minuten
Besondere Aktivitäten / Belastungen / Sonstiges	Heute zwei Stunden Auto gefahren, keine nennenswerten, zusätzlichen Beschwerden danach

Finanzielle Absicherung

Mit Hilfe der präventiven Maßnahmen sinkt zwar Ihr persönliches Risiko an RSI zu erkranken, ganz auszuschließen ist es aber leider nicht. Da Ihre Hände Grundlage fast jeder Tätigkeit sind, wäre eine eingeschränkte Nutzbarkeit auch mit weitreichenden finanziellen Konsequenzen verbunden. Mit einer Berufsunfähigkeitsversicherung können Sie sich für den schlimmsten Fall absichern. Selbstverständlich ist RSI nur eines von vielen Risiken, die eine Berufsunfähigkeit auslösen können. Eine erschreckend hohe Zahl von Berufstätigen (ca. 25%) muss vor dem regulären Renteneintritt ihre Arbeit aufgrund einer Krankheit oder eines Unfalls aufgeben. Nach der Privathaft-

1 http://www.repetitive-strain-injury.de/schmerztagebuch.doc

pflichtversicherung ist die Berufsunfähigkeitsversicherung die zweitwichtigste freiwillige Versicherung. Weitere Informationen dazu finden Sie auf meiner Webseite[1].

1 http://www.repetitive-strain-injury.de/bu.php

Tennisarm

Definition

Wie schon im Kapitel *Was ist das RSI-Syndrom? (Seite 6)* geschrieben, wird der Tennisarm gerne als Synonym für Mausarm, Repetitive Strain Injury oder allgemein für Schmerzen im Unterarm verwendet. Im Gegensatz zu diesen diffusen Erkrankungen ist der Tennisarm eine Diagnose für ein klarer abgegrenztes Schmerzbild. Der Tennisarm bezeichnet Sehnenansatzreizungen oder -entzündungen im äußeren Ellenbogenbereich.

Synonyme

Der übergeordnete Fachbegriff heißt Epicondylitis. Es gibt folgende zwei Ausprägungen, wobei die erste deutlich mehr Menschen betrifft, als die zweite[1]:

1. Epicondylitis humeri radialis (Tennisarm oder Tennisellenbogen): Schmerzen im äußeren Ellenbogenbereich
2. Epicondylitis humeri ulnaris (Golferarm oder Golferellenbogen): Schmerzen im inneren Ellenbogenbereich

Symptome / Schmerzen

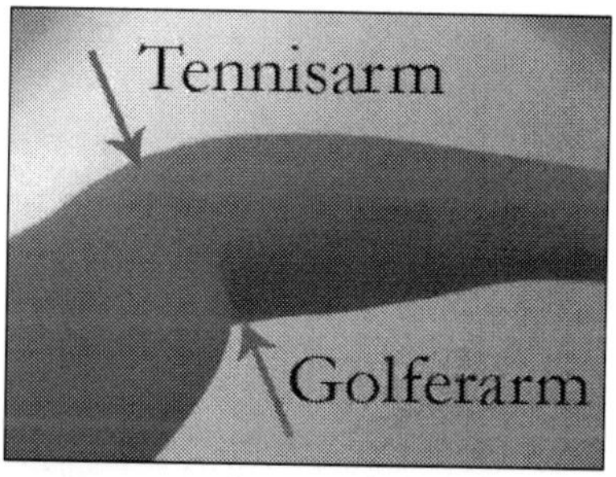

Schmerzen im Ellenbogen (außen oder innen) treten anfangs nur beim Spielen von z.B. Tennis oder Golf auf bzw. beim Durchführen von handwerklichen Tätigkeiten. Nach wenigen Stunden oder spätestens am nächsten Tag sind die Schmerzen normalerweise wieder von alleine verschwunden. Wird die Belastung jedoch nicht vorübergehend zurückgefahren und/oder Dehnübungen gemacht, so kann der Schmerz dauerhaft bleiben (auch in Ruhephasen). In Ausnahmefällen führt es soweit, dass man seine Faust nicht mehr kräftig schließen kann und große Probleme beim Halten von Gegenständen aller Art hat. Auch kann der eigentlich lokale Schmerz aus dem Ellenbogen bis in die Hand abstrahlen.

1 Ebelt-Paprotny, Gisela; Preis, Roman (2008). Leitfaden Physiotherapie. München: Urban & Fischer

Ursachen

Ursache ist eine Überlastung des betroffenen Gewebes. Viele Betroffene spielen jedoch nicht zu oft eine bestimmte Sportart, sondern haben „nur" eine schlechte Technik. Sie fassen den Schläger zu kräftig an, verkrampfen im Spiel oder haben sich vorher nicht richtig aufgewärmt.

Ein Mausarm (genauer und besser eigentlich RSI-Syndrom) ist kein klassischer Tennisarm! Ein Tennisarm entsteht i.d.R. durch Tätigkeiten, bei denen man etwas mit geschlossener Faust anfasst und man sich selbst oft in Bewegung befindet[1]. Ein Mausarm hingegen entsteht durch das tausendfache Wiederholen kleinster Bewegungen ohne großen Kraftaufwand in einer meist unergonomischen Arbeitshaltung. PC-Arbeit kann zwar auch einen Tennisarm verursachen, allerdings ist dann der Sehnenansatz am Ellenbogen meist nur einer von mehreren Schmerzauslösern. Falls Sie täglich mehrere Stunden am Computer arbeiten, sind die hier angesprochenen Maßnahmen zwar auch sehr nützlich, es kann jedoch noch viel mehr getan werden. Schauen Sie sich hierzu bitte das Kapitel *Behandlungspläne (Seite 32)* an.

Bin ich betroffen?

Alle Betroffenen klagen über einen sehr schmerzhaften Druckpunkt am Ellenbogen (Tennisarm: außen, Golferarm: innen, siehe Bilder). Am besten provozieren können Sie den Schmerz, wenn Sie die geballte Faust in Pfeilrichtung ziehen. Im Bereich des Kreises werden Sie nun ggfs. einen Schmerz fühlen. Verstärken lässt er sich, wenn Sie gleichzeitig mit der anderen Hand entweder Druck auf den Punkt ausüben oder entgegen der Pfeilrichtung Widerstand leisten.

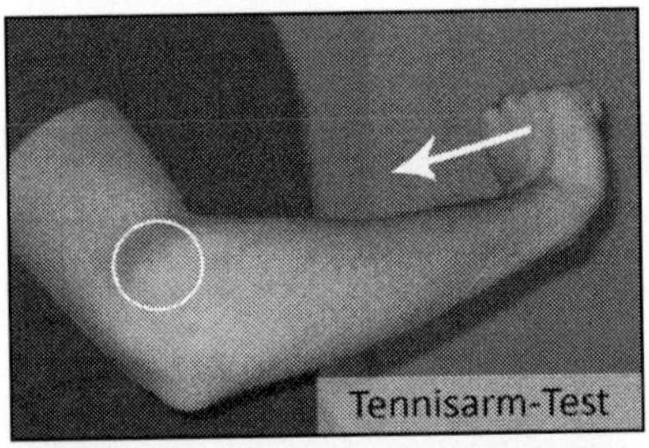

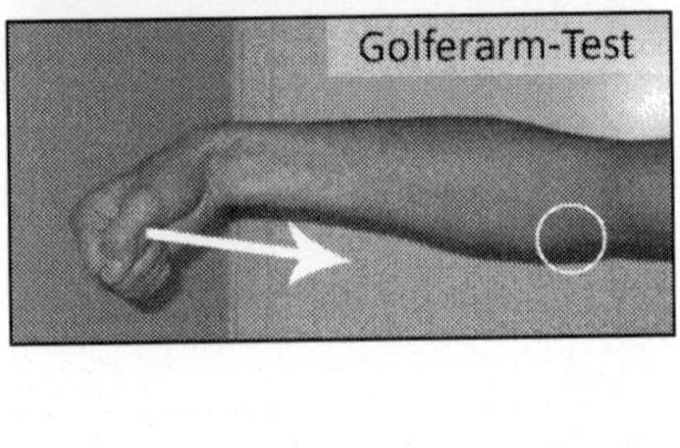

Betroffen sind meist Personen ab einem Alter von 40 Jahren, aber natür-

1 Uwe Wegner (2003). Sportverletzungen: Symptome, Ursachen, Therapie. Hannover: Schlütersche

lich gibt es wie immer auch hier Ausnahmen.

Tritt eine (starke) Schwellung im markierten Bereich auf, dann ist das ein Hinweis auf eine mögliche Schleimbeutelentzündung (Bursitis). Eine solche kann z.B. von sehr harten Stößen oder auch langem Lesen entstehen, wenn man sich mit beiden Ellenbogen aufstützt (und heißt dann „Studentenellenbogen[1]"). In diesem Fall sind die beschriebenen Übungen **nicht** sinnvoll!

Egal wie eindeutig Ihre eigene Diagnose ist, sprechen Sie in jedem Fall mit einem Orthopäden, um andere Ursachen auszuschließen. Selbstverständlich ist nicht jeder Schmerz im Ellenbogen ein Tennis- oder Golferarm! Sie machen alle Übungen auf Ihre eigene Verantwortung.

Therapie

Bevor Sie irgendwelche Maßnahmen durchführen, sollte erst eine eventuell vorhandene sichtbare Schwellung ausheilen. Unterstützen können Sie diesen Prozess durch Kältepackungen und entzündungshemmende Medikamente (in Tabletten- oder Salbenform). Minimieren Sie in jedem Fall anfangs die Belastung. Von Cortisonspritzen wird abgeraten, da das Risiko von langfristigen Schäden zu hoch (insbesondere bei mehrmaliger Anwendung) und eine Wirkung oft nur kurzfristig[2] erkennbar ist. Falls Ihr Arm sichtbar geschwollen ist, gehen Sie in jedem Fall zum Arzt!

Phase / Maßnahme	1	2	3	4	5 Prävention
Schwellung ausheilen	X				
Belastung minimieren	X	X			
Dehnübungen		X	X	X	X
Querfriktionsmassage		X			
Faszienmassage		X	X	X	X
Belastung reduzieren			X	X	
Epicondylitisspange			X	X	

1 Uwe Wegner (2003). Sportverletzungen: Symptome, Ursachen, Therapie. Hannover: Schlütersche

2 http://www.uq.edu.au/news/index.html?article=10568

Maßnahme / Phase	1	2	3	4	5 Prävention
An Schlagtechnik arbeiten			X	X	X
Aufwärmen vor Belastung			X	X	X
Aushängen				X	X

Dehnübungen

Dehnübungen sind das effektivste Mittel gegen Golfer- und Tennisarm. Die erste Übung ist primär gegen einen Tennisarm, die zweite und dritte gegen einen Golferarm. Ich empfehle Ihnen trotzdem alle Übungen zu machen, denn das sind auch die wichtigsten Übungen gegen das RSI-Syndrom, an dem bei der heutigen großen Verbreitung von PCs immer mehr Menschen erkranken. Machen Sie die Dehnungen in der akuten Schmerzphase mindestens dreimal am Tag, zur Prävention reicht vor und nach der belastenden Tätigkeit bzw. mindestens einmal am Tag.

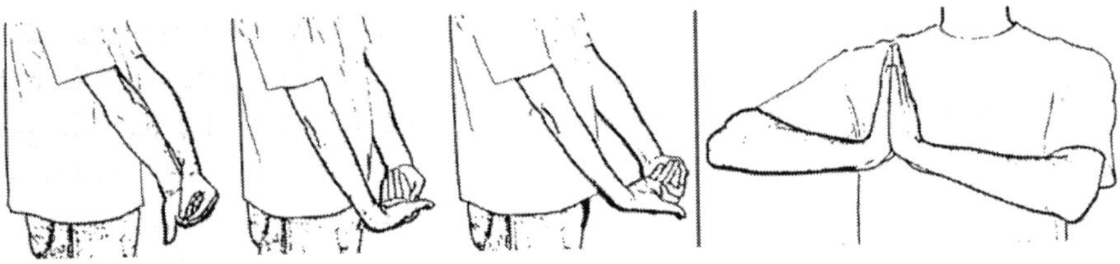

Übung links: Strecken Sie Ihre Arme durch, drehen Sie beide Hände vor dem Körper nach rechts (die Handflächen zeigen dabei nach oben), umfassen Sie mit der linken Hand die vier Finger der rechten Hand und ziehen Sie sie nach oben (Bild 1). Nach zehn Sekunden rotieren Sie die nach oben gezogene Hand um knapp 180° und halten erneut zehn Sekunden (Bild 2). Abschließend drehen Sie sie soweit es geht nach vorne (Bild 3).[1] Danach Armwechsel. Achten Sie bei der Übung darauf, die Schultern nicht hochzuziehen.

Übung rechts: Drücken Sie die Hände vor dem Körper flach gegeneinander und schieben Sie beide Arme in eine Richtung (rechts oder links). Halten

1 Videoanleitung: http://www.youtube.com/watch?v=KT-OhxW5-6I

Sie diese Position mindestens 20 Sekunden und schieben Sie Ihre Hände danach in die andere Richtung

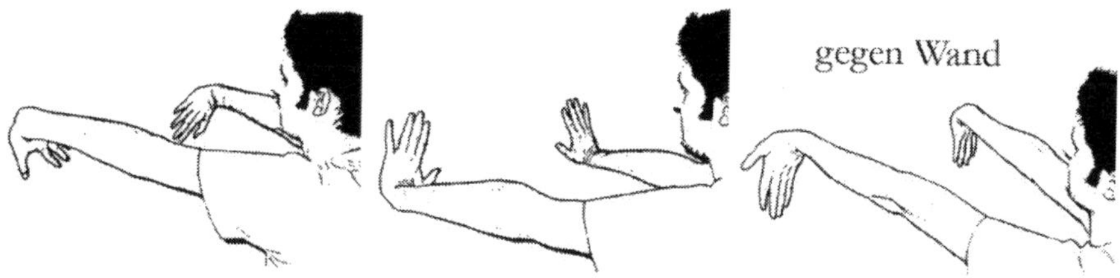

Lehnen Sie sich mit gestreckten Armen gegen eine Wand. Rotieren Sie Ihre Hände soweit es geht nach innen, halten Sie zehn Sekunden und drehen Sie sie dann - ohne von der Wand abzusetzen - nach oben. Dehnen Sie wieder zehn Sekunden und rotieren Sie Ihre Hände abschließend soweit es geht nach außen.

Querfriktionsmassage

Die Querfriktion ist eine Massagetechnik, die quer zum Sehnenansatz (Sehnen verbinden Muskeln mit Knochen) durchgeführt wird. Durch den Druck entstehen zusätzliche, gewollte Mikroverletzungen, die den Körper veranlassen, sofort mit der Reparatur des Gewebes zu beginnen. Sobald die Schwellung abgeklungen ist, kann damit begonnen werden. Sie sollten sich die Querfriktionsmassage mindestens einmal von einer Physiotherapeutin zeigen lassen, danach können Sie sie auch selber ausführen.

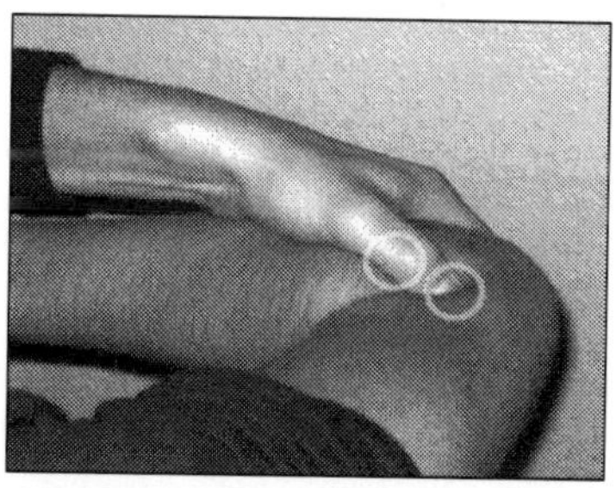

Nach maximal sechs Massagen muss eine Besserung eingetreten sein, ansonsten ist die Behandlung abzubrechen. Insgesamt sollten zwölf Behandlungen nicht überschritten werden. Die Querfriktionsmassage kann zwei- bis dreimal wöchentlich je fünf Minuten angewandt werden. Reiben Sie auf dem schmerzhaften Sehnenansatz mit dem Daumen unter Druck quer zum Muskel- bzw. Sehnenstrang des Unterarms. Den genauen Punkt muss jeder selbst erfühlen, orientieren Sie sich an den Kreisen der Testbilder (*Bin ich betroffen? Seite 92*). Betroffene des Tennisarms finden den Punkt häufig auch einige Zentimeter weiter rechts (Richtung Hand). Eben diese beiden häufigsten Punkte sind auf dem Bild rechts aus einer anderen Perspektive markiert. Auch wenn die Querfriktion als Massagetechnik beschrieben wird, ist sie alles andere als angenehm!

In der Reparaturphase ist es ungemein wichtig, dass Sie Ihren Arm weder mit einer Schiene komplett ruhig stellen, noch ihn übermäßig stark belasten. Beides hätte eine ungeordnete Neubildung des Gewebes und eine eventuelle Vernarbung zur Folge. Leichte Dehnungen hingegen sind sinnvoll.

Faszienmassage

Die Unterarmmuskulatur und die sie umgebenden Faszien (Bindegewebe) neigen mit der Zeit zum Verkleben. Anders als bei der Querfriktion sollen bei der Faszienmassage keine Mikroverletzungen entstehen. Sie ist also deutlich angenehmer durchzuführen und auch zur Prävention regelmäßig anzuwenden. Mit Hilfe einer Massagerolle lassen sich die Unterarme bequem selbst massieren, siehe *Triggerpunktmassage (Seite 63)*.

Epicondylitisspange

Zeigen die Querfriktionsmassagen Wirkung, können Sie im nächsten Schritt die belastende Tätigkeit (meist eine Sportart) langsam wieder aufnehmen. Ein Orthopäde kann Ihnen eine Epicondylitisspange verschreiben; sie hilft, die Belastung der Sehne beim Spielen zu reduzieren. Vor einem Spiel sollten Sie Aufwärm- und Dehnübungen nicht vergessen. Idealerweise lassen Sie Ihre Schlagtechnik von einem Trainer begutachten, vielleicht hat er ja noch den einen oder anderen Tipp für Sie.

Aushängen

Zeigen die vorherigen Maßnahmen erste nennenswerte Erfolge, können Sie sich zusätzlich mehrmals täglich „aushängen“. Falls Sie zu Hause keine Möglichkeit haben sich irgendwo anzuhängen (z.B. an einer Treppe), dann hilft ein schraubenloses Türreck (Gewichtsgrenze beachten). Hängen Sie sich mindestens 30 Sekunden lang an die Stange, anfangs unterstützt durch die noch auf dem Boden stehenden Füße. Hängen Sie locker und fassen Sie die Stange nicht zu kräftig an, es werden keine Klimmzüge verlangt. Mit dieser Übung beugen Sie auch Rückenschmerzen vor.

Heilungszeitraum

Bei den meisten Betroffenen stellt sich spätestens vier Wochen nach Beginn der Dehnübungen eine deutliche Besserung ein. Leichte Schmerzen bei

Belastungen können jedoch auch noch einige Monate später auftreten. Eine vollständige Heilung tritt meist innerhalb eines halben Jahres ein.

Weitere Behandlungsmöglichkeiten

Zur Prävention können Sie Ihre Unterarme mit leichten Kräftigungsübungen stärken. Am einfachsten geht das mit einem „Gyrotwister". Weitere Informationen finden Sie dazu im Kapitel *Kräftigung (Seite 68)*.

Sollten sich mit den hier aufgeführten Maßnahmen nach mehreren Monaten überhaupt keine Erfolge einstellen, dann besteht die Möglichkeit einer Operation[1]. Grundsätzlich sollte dieser Eingriff aber wirklich nur im Ausnahmefall erwogen werden.

1 http://www.tennisarm.de/operationsmethode.html

Weitere Informationen

Andere Erfahrungsberichte

Schmerzen nach langjährigen Überlastungen lassen sich leider nicht von heute auf morgen heilen, Betroffene kämpfen oft mehrere Wochen, Monate oder sogar Jahre dagegen an. Treten in dieser Zeit vorübergehende Rückfälle auf, fängt man an, die Heilungsfähigkeit seines Körpers anzuzweifeln. Insbesondere in diesen schwierigen Phasen ist es wichtig, die positive Einstellung nicht zu verlieren. Es hilft ungemein, Erfahrungsberichte von anderen (ehemals) Betroffenen zu lesen. Aus diesem Grund veröffentliche ich weitere Erfahrungsberichte auf meiner Seite.[1]

Hatten Sie Probleme mit dem Repetitive Strain Injury Syndrom, konnten Ihre Schmerzen deutlich verringern oder sind sogar bereits beschwerdefrei und möchten Ihre Heilungsstrategien mit anderen Betroffenen teilen? Schreiben Sie mir eine E-Mail (die Kontaktadresse finden Sie auf meiner Homepage) mit Ihrer Geschichte, wenn Sie möchten, dass sie veröffentlicht wird. Schreiben Sie bitte, ob der Bericht unter Ihrem (Vor)namen oder anonym veröffentlicht werden soll und ob Ihre E-Mail Adresse angegeben werden darf. Falls Sie eine eigene Homepage haben, können Sie gerne einen Link zu ihr in den Bericht einfügen.

Inhalte des Berichts könnten z.B. sein:

- Art und Ort der Schmerzen
- Zeitraum der Belastung und (Haupt)Ursache, z.B. 15 Jahre Softwareentwickler
- Maßnahmen / Medikamente
- Erfahrungen mit Ärzten
- Zeitraum der Schmerzen
- Vorschläge zu interessanten Aktivitäten ohne große Handbelastung

1 http://www.repetitive-strain-injury.de/weitere-erfahrungsberichte.php

Therapeuten

Auf vielfachen Wunsch Betroffener habe ich auf dieser Seite[1] alle mir bekannten Therapeuten/Ärzte aufgelistet, die bereits erfolgreich RSI-Patienten behandelt haben. Über jede weitere Empfehlung freue ich mich.

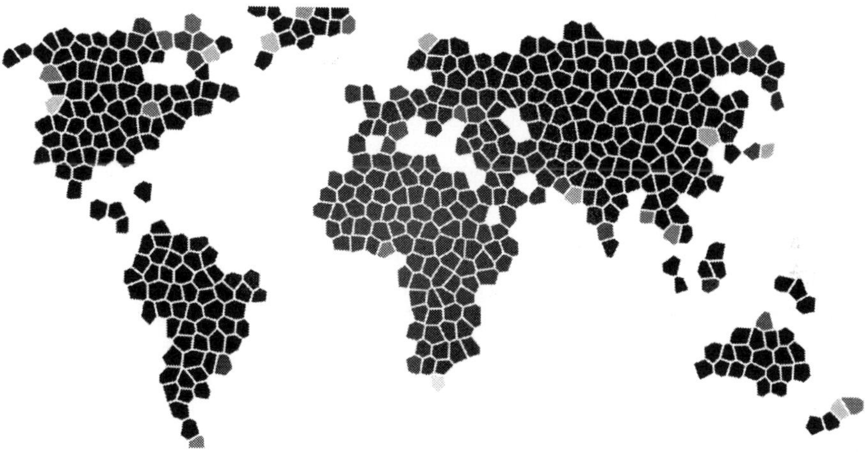

Ergonomie-Fachgeschäfte

Ebenfalls auf meiner Internetseite finden Sie eine fortlaufend aktualisierte Übersicht mit Ergonomie-Fachgeschäften[2]. Dort können Sie einige der in diesem Buch vorgestellten Produkte (und noch viele mehr) vor Ort ausprobieren und werden bei Ihrer Kaufentscheidung kompetent beraten.

1 http://www.repetitive-strain-injury.de/therapeuten.php
2 http://www.ergonomische.de/fachhaendler.php

Seiten zum Heraustrennen

Auf den folgenden Seiten finden Sie die wichtigsten Übungen, Behandlungspläne und Tastenkombinationen in einer kompakten Übersicht zum Heraustrennen, so dass Sie nicht immer in dem Buch nachschlagen müssen. Die letzte Seite ist ein Infoflyer, den Sie gerne an das schwarze Brett Ihrer Schule, Universität oder Firma hängen können. So wirken Sie aktiv an der Aufklärung über das RSI-Syndrom mit und bewahren so u.U. einige Mitmenschen vor monatelangen Schmerzen.

Die Übungen und der Flyer sind auch als PDF-Dateien im A4-Format über meine Homepage[1] erhältlich.

---

1 http://www.repetitive-strain-injury.de | http://www.repetitive-strain-injury.de/presse.php

Jeder dieser kleinen Zettel kann ausgeschnitten und als Erinnerung z.B. an den eigenen Monitor geklebt werden.

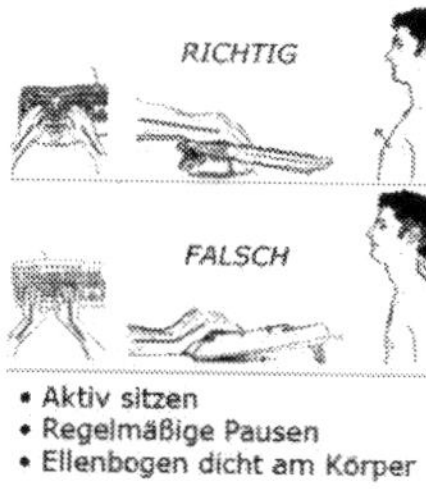

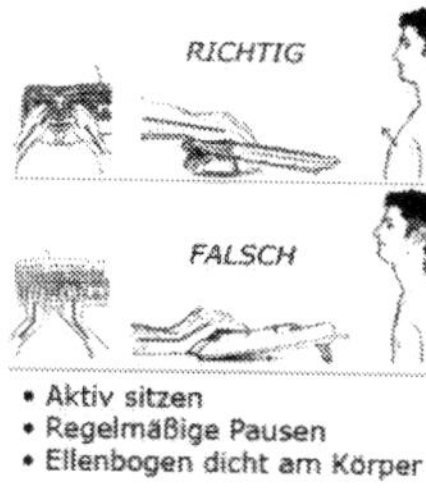

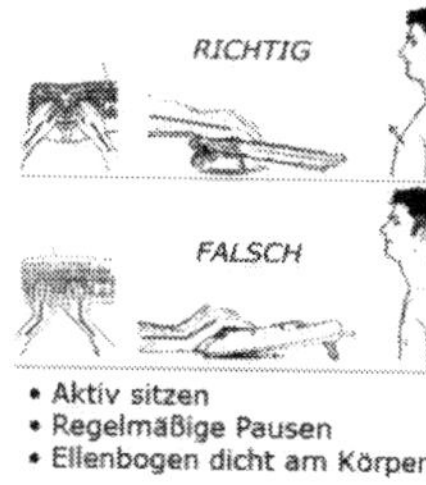

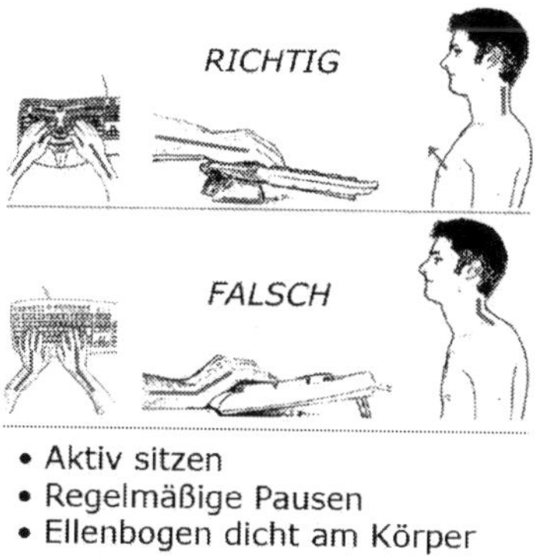

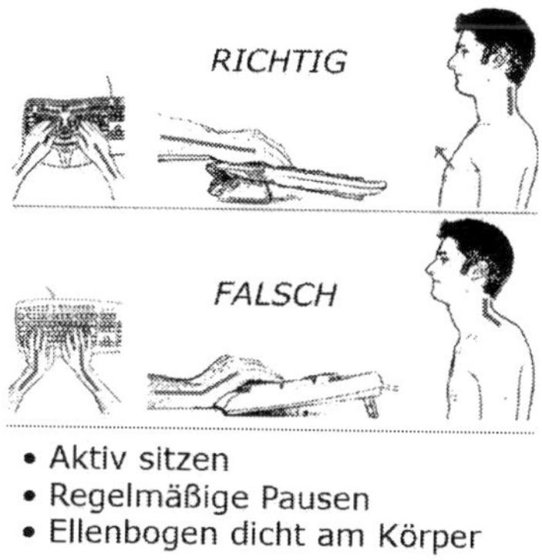

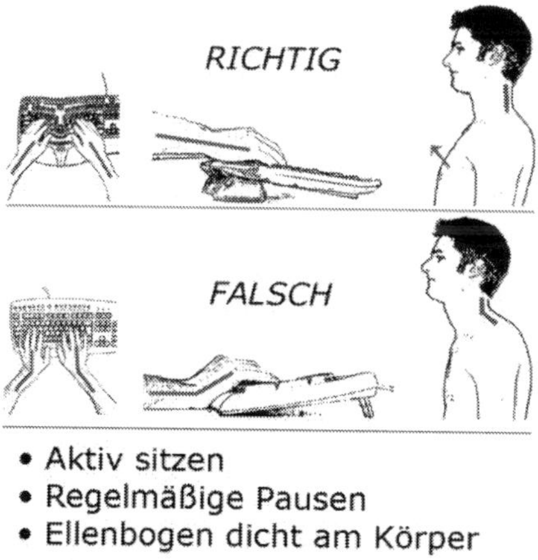

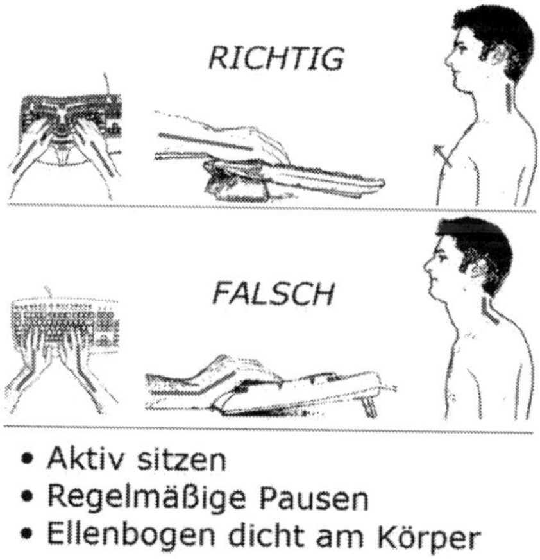

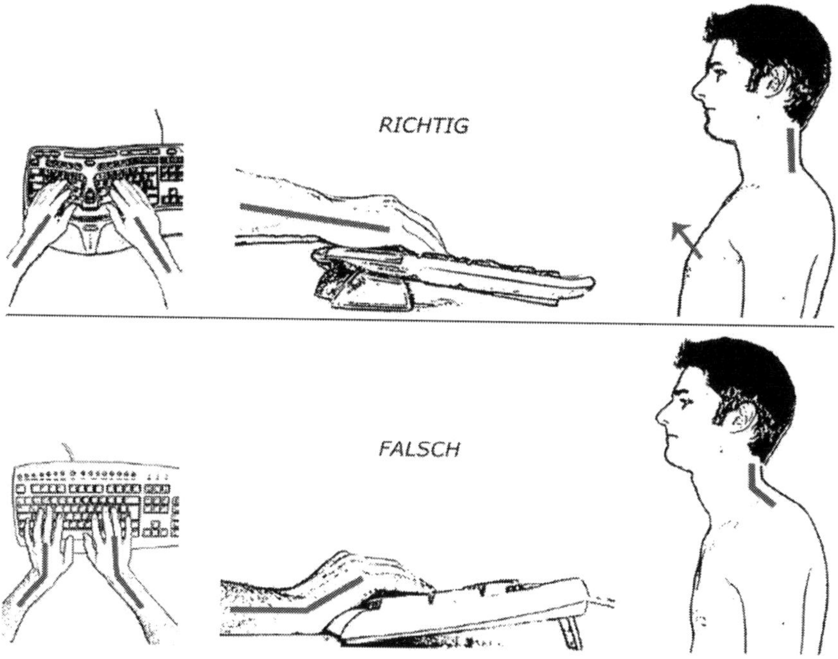

Aktiv sitzen

Verharren Sie nicht über mehrere Stunden starr in einer Position, sondern bewegen Sie regelmäßig den Oberkörper. Wenn Sie nicht tippen oder die Maus bewegen, legen Sie Ihre Hände entspannt in den Schoß.

Regelmäßige Pausen einhalten

Statt vereinzelter längerer Pausen machen Sie lieber mehrere kleine (mindestens alle 5 Minuten die Hände und Arme ausschütteln und jede halbe Stunde kurz aufstehen). Schauen Sie dabei aus dem Fenster und fixieren Sie einen weit entfernten Punkt, um auch die Augen zu entspannen.

Ellenbogen dicht am Körper halten

Der Abstand Ihres Oberkörpers zur Tastatur sollte möglichst gering sein, so dass Sie Ihre Arme nicht nach vorne strecken müssen. Die Maus sollte sich direkt neben der Tastatur befinden, so dass Sie Ihren Ellenbogen dicht am Körper halten können.

Ergonomische Arbeitsmittel nutzen

Wählen Sie aus dem umfangreichen Angebot an ergonomischen Mäusen und Tastaturen Ihre Favoriten aus. Weitere Entlastung bringen Spracherkennung und höhenverstellbarer Schreibtisch.

Maßnahme \ Phase	1	2	3	4	5 Prävention
Ergonomischer Arbeitsplatz *(S. 36)*	X	X	X	X	X
Richtige Arbeitsweise*(S. 47)* + Arbeitseinstellung *(S. 78)*	X	X	X	X	X
Erfahrungsberichte lesen[1]	X	X	X	X	
Schmerztagebuch *(S. 88)*	X	X	X	X	
Schwellung ausheilen *(S. 86)*	X				
Belastung minimieren	X	X			
Belastung reduzieren			X	X	
Schmerzgedächtnis löschen *(S. 83)*			X	X	
Durchblutung anregen *(S. 85)*		X	X	X	X
Entspannungsübungen *(S. 87)*		X	X	X	X
Querfriktionsmassage *(S. 95)*			X		
Dehnübungen (aktiv *S. 54* + passiv *S. 60*)		X	X	X	X
Triggerpunktmassage *(S. 62)*		X	X	X	X
Nervenmobilisation *(S. 66)*			X	X	X
Kräftigung *(S. 68)*				X	X
Aushängen *(S. 96)*				X	X
Berufsunfähigkeitsversicherung *(S. 89)*					X

1 http://www.repetitive-strain-injury.de/weitere-erfahrungsberichte.php

2. Phase

Montag	Dienstag	Mittwoch	Donnerstag	Freitag	Samstag	Sonntag
	mind. 30 Minuten Joggen			mind. 30 Minuten Joggen		mind. 30 Minuten Joggen
Dehn-übungen	Dehn-übungen	Dehn-übungen	Dehn-übungen	Dehn-übungen	Dehn-übungen	Dehn-übungen
Trigger-punkt-massage		Trigger-punkt-massage			Trigger-punkt-massage	
Dehn-übungen	Dehn-übungen	Dehn-übungen	Dehn-übungen	Dehn-übungen	Dehn-übungen	Dehn-übungen
Ent-spannungs-übungen	Ent-spannungs-übungen	Ent-spannungs-übungen	Ent-spannungs-übungen	Ent-spannungs-übungen	Ent-spannungs-übungen	Ent-spannungs-übungen

3. Phase

Montag	Dienstag	Mittwoch	Donnerstag	Freitag	Samstag	Sonntag
	mind. 30 Minuten Joggen			mind. 30 Minuten Joggen		Schwimmen
Dehn-übungen	Dehn-übungen	Dehn-übungen	Dehn-übungen	Dehn-übungen	Dehn-übungen	Dehn-übungen
Trigger-punkt-massage	Nerven-Mobilisation	Trigger-punkt-massage	Nerven-mobilisation		Trigger-punkt-massage	Nerven-mobilisation
	Querfrikti-onsmassage			Querfrikti-onsmassage		
Dehn-übungen	Dehn-übungen	Dehn-übungen	Dehn-übungen	Dehn-übungen	Dehn-übungen	Dehn-übungen
Schmerz-gedächtnis löschen	Schmerz-gedächtnis löschen	Schmerz-gedächtnis löschen	Schmerz-gedächtnis löschen	Schmerz-gedächtnis löschen	Schmerz-gedächtnis löschen	Schmerz-gedächtnis löschen
Ent-spannungs-übungen	Ent-spannungs-übungen	Ent-spannungs-übungen	Ent-spannungs-übungen	Ent-spannungs-übungen	Ent-spannungs-übungen	Ent-spannungs-übungen

4. Phase

Montag	Dienstag	Mittwoch	Donnerstag	Freitag	Samstag	Sonntag
	mind. 30 Minuten Joggen			mind. 30 Minuten Joggen		Schwimmen
Dehn-übungen	Dehn-übungen	Dehn-übungen	Dehn-übungen	Dehn-übungen	Dehn-übungen	Dehn-übungen
Trigger-punkt-massage	Nerven-Mobilisation	Trigger-punkt-massage	Nerven-mobilisation		Trigger-punkt-massage	Nerven-mobilisation
	Kräftigunge			Kräftigung		
Dehn-übungen + Aushängen	Dehn-übungen + Aushängen	Dehn-übungen + Aushängen	Dehn-übungen + Aushängen	Dehn-übungen + Aushängen	Dehn-übungen + Aushängen	Dehn-übungen + Aushängen
Schmerz-gedächtnis löschen	Schmerz-gedächtnis löschen	Schmerz-gedächtnis löschen	Schmerz-gedächtnis löschen	Schmerz-gedächtnis löschen	Schmerz-gedächtnis löschen	Schmerz-gedächtnis löschen
Ent-spannungs-übungen	Ent-spannungs-übungen	Ent-spannungs-übungen	Ent-spannungs-übungen	Ent-spannungs-übungen	Ent-spannungs-übungen	Ent-spannungs-übungen

5. Phase

Montag	Dienstag	Mittwoch	Donnerstag	Freitag	Samstag	Sonntag
	mind. 30 Minuten Joggen			mind. 30 Minuten Joggen		mind. 30 Minuten Joggen
Trigger-punkt-massage			Nerven-mobilisation			
	Kräftigung			Kräftigung		
Dehn-übungen + Aushängen	Dehn-übungen + Aushängen	Dehn-übungen + Aushängen	Dehn-übungen + Aushängen	Dehn-übungen + Aushängen	Dehn-übungen + Aushängen	Dehn-übungen + Aushängen
Ent-spannungs-übungen	Ent-spannungs-übungen	Ent-spannungs-übungen	Ent-spannungs-übungen	Ent-spannungs-übungen	Ent-spannungs-übungen	Ent-spannungs-übungen

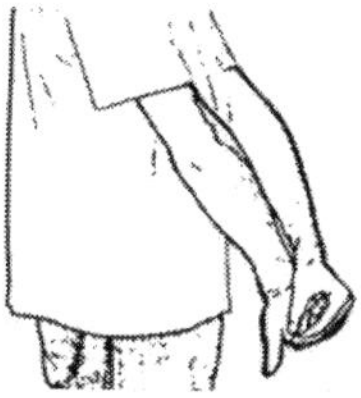
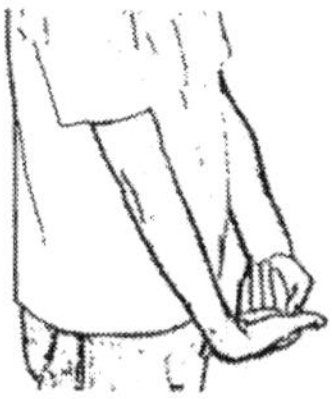
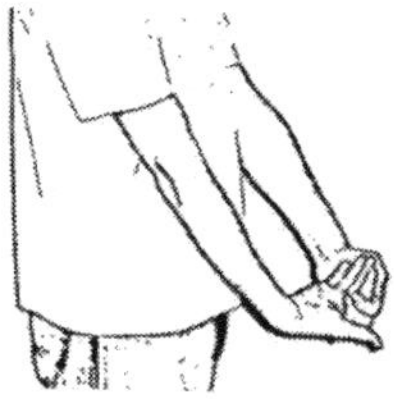
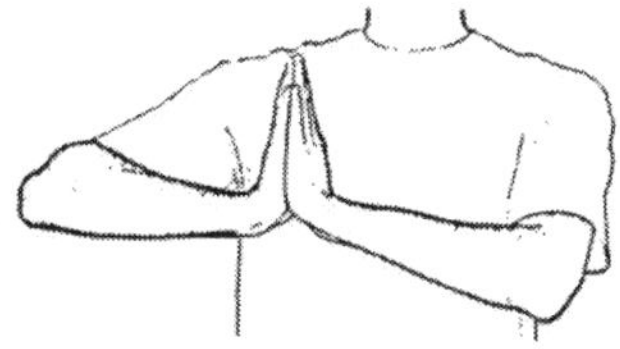

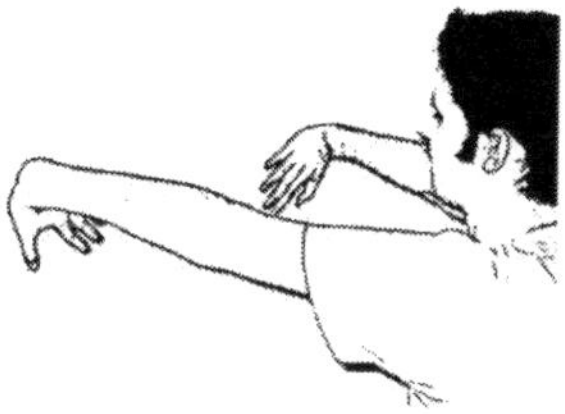
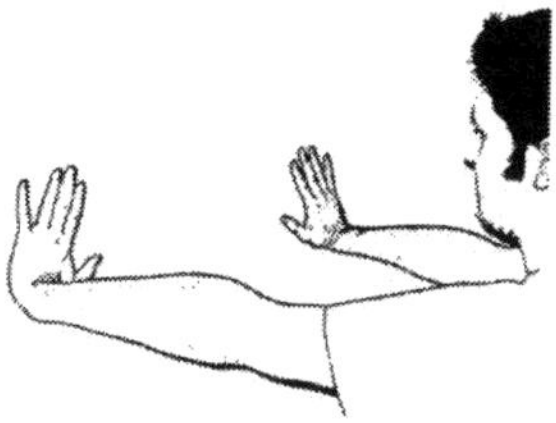

gegen Wand

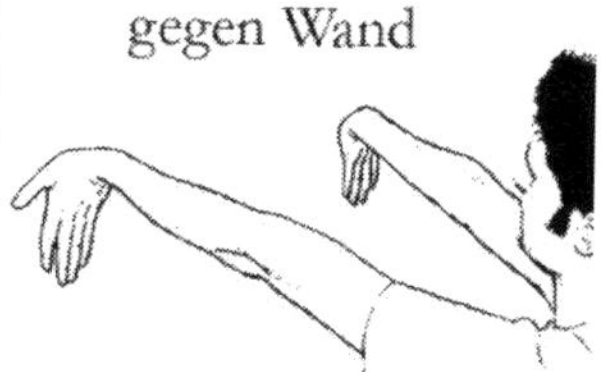

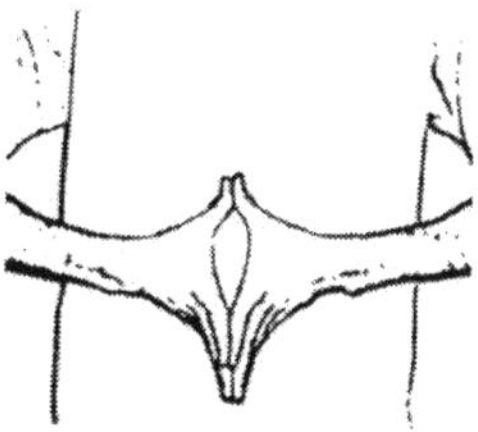
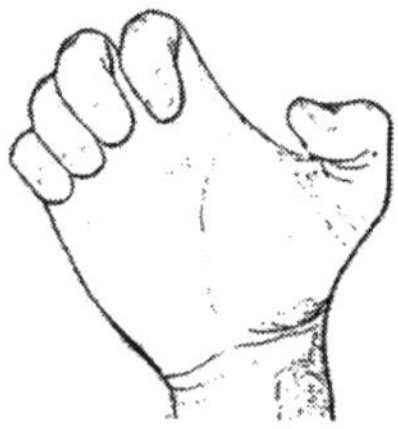
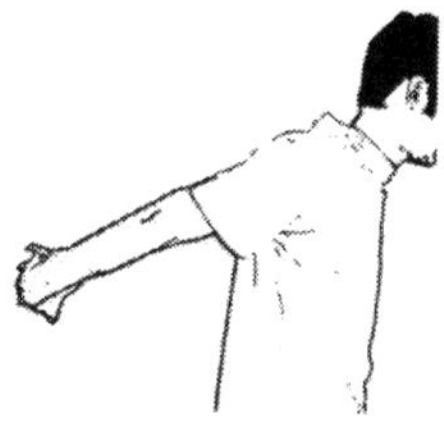
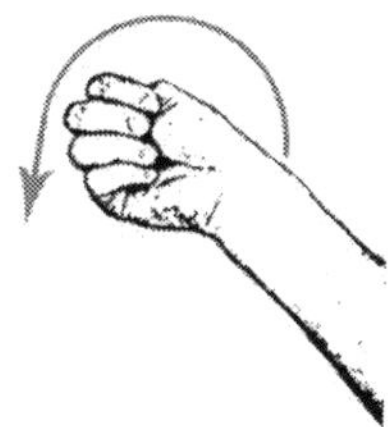

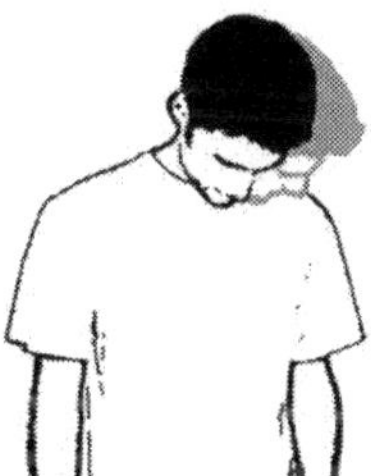
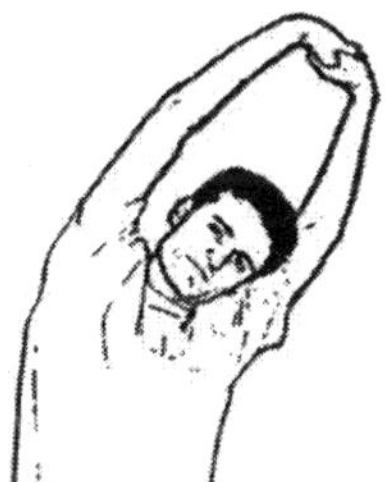
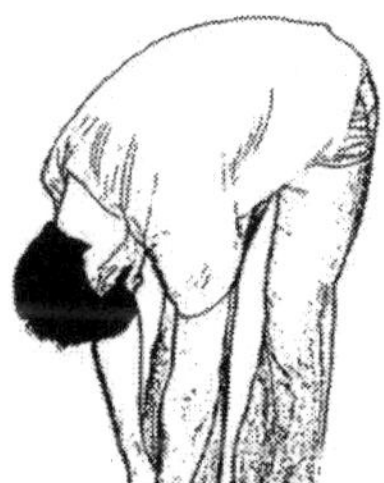

gegen Wand

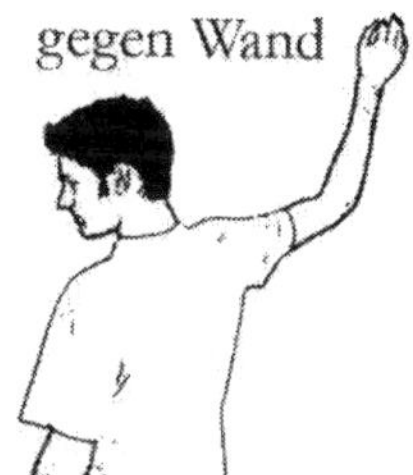

gegen Wand

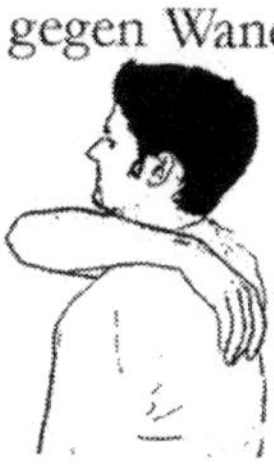
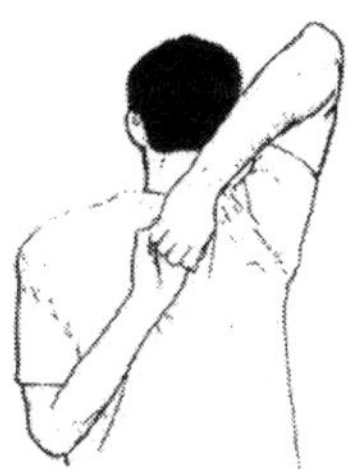
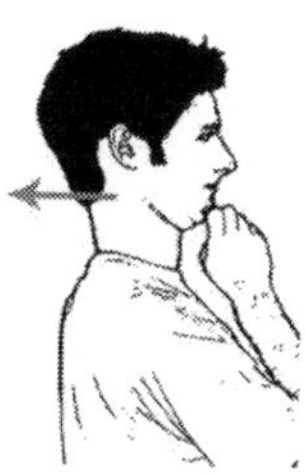
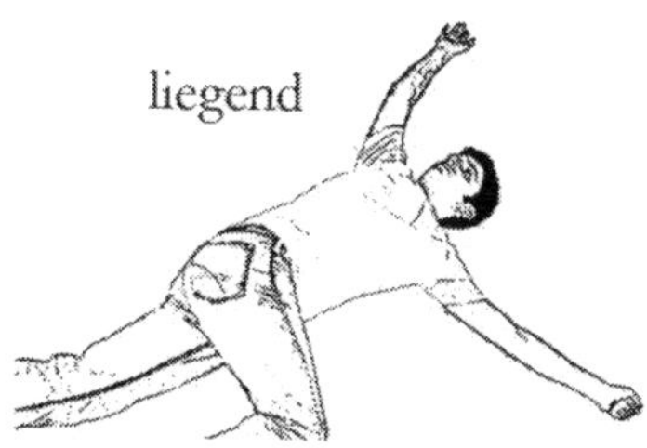

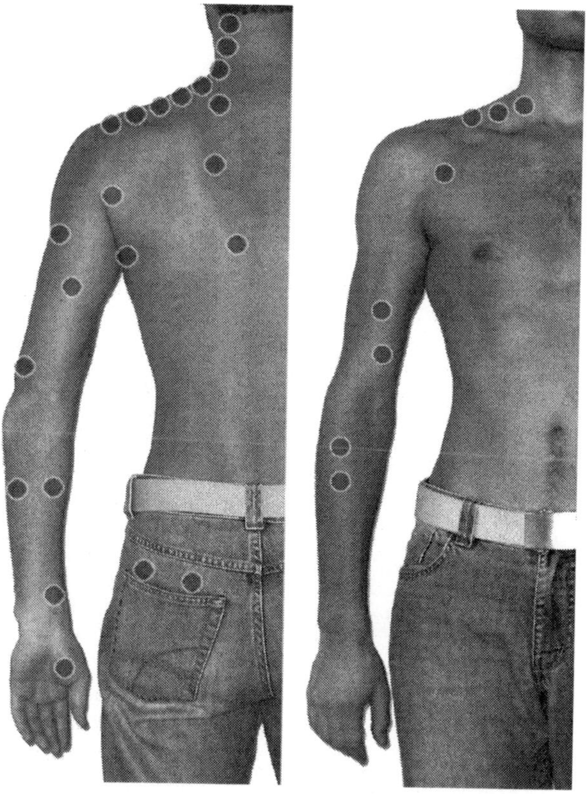

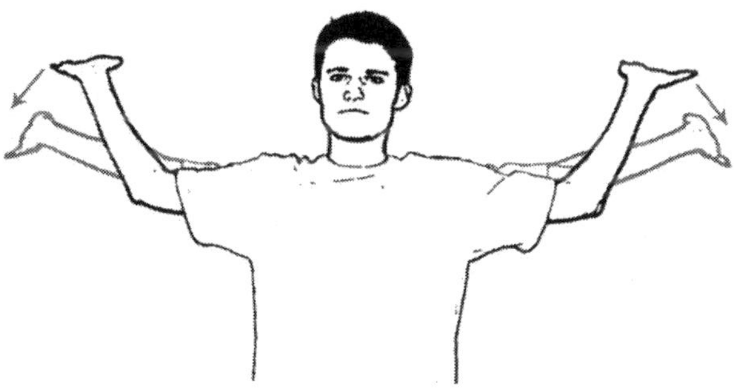

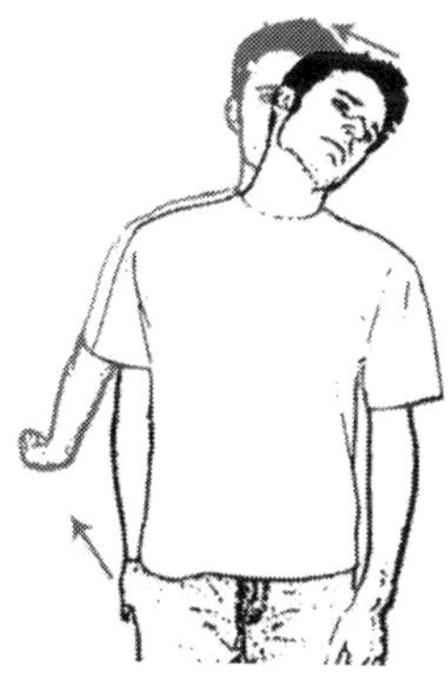

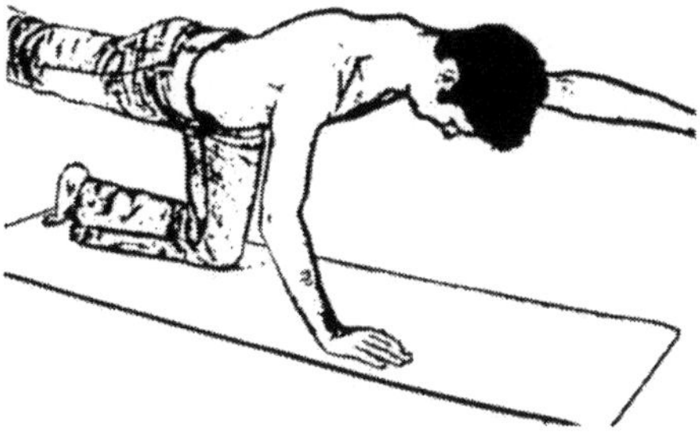
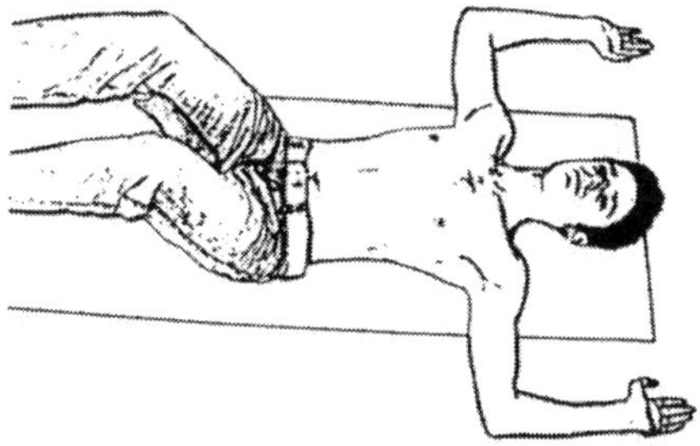
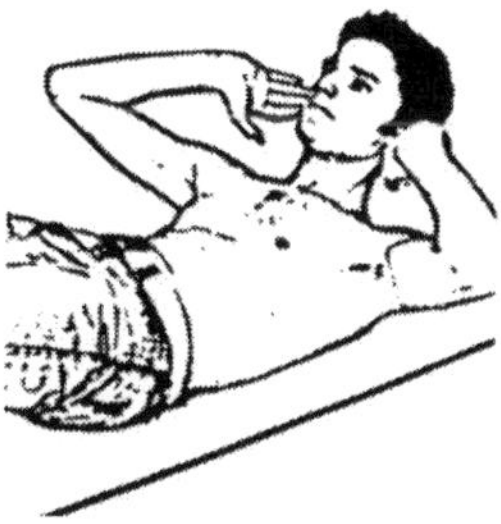
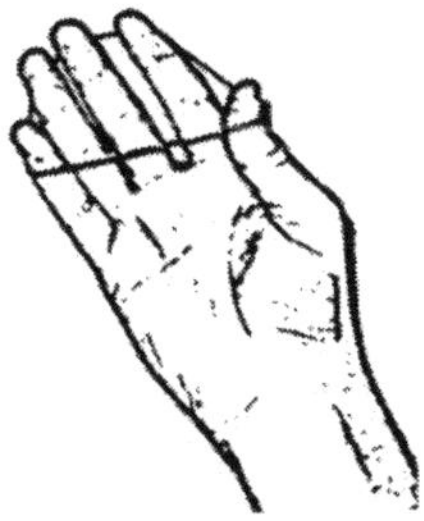
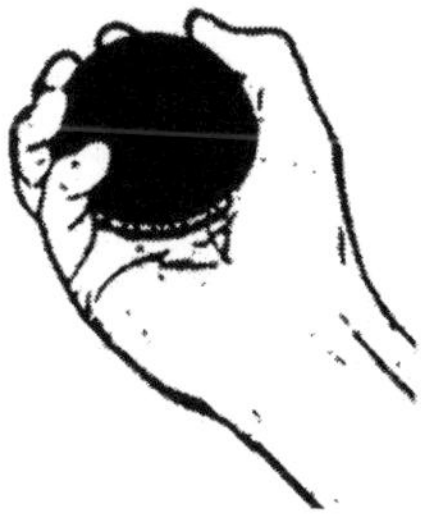
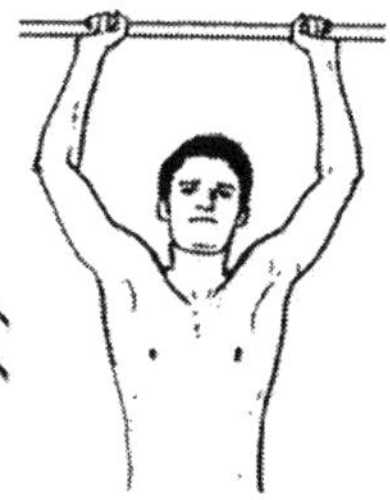
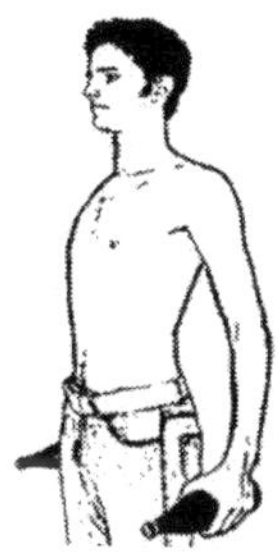
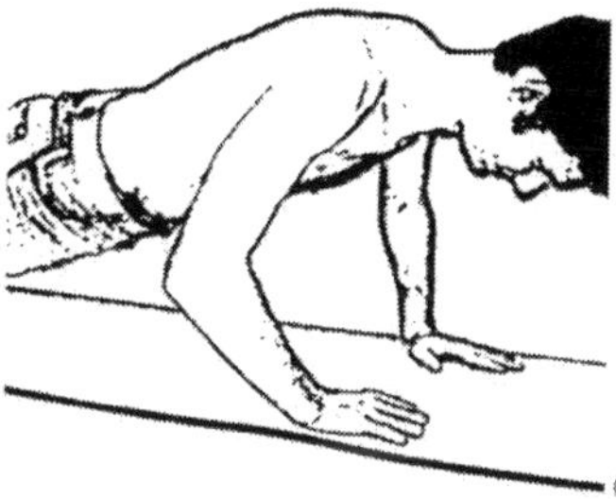
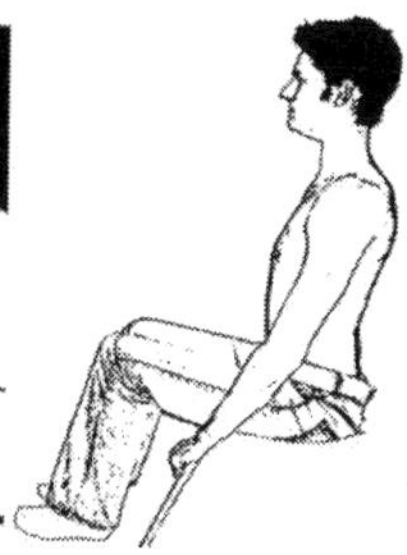
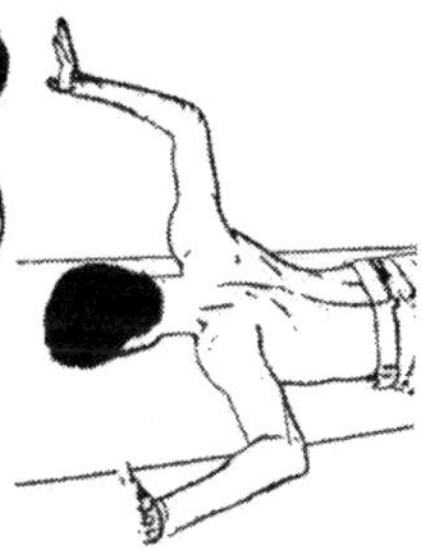
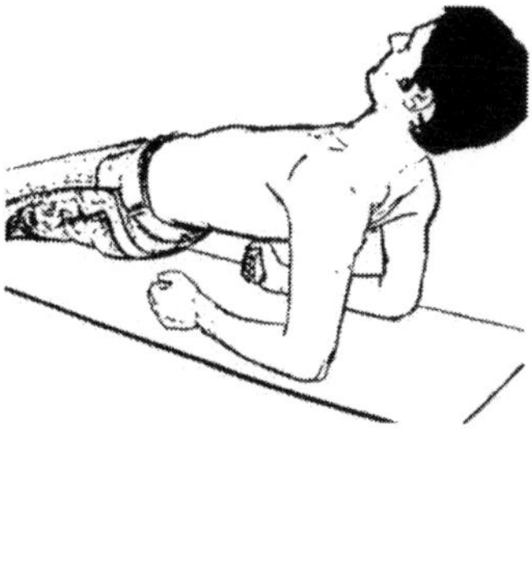
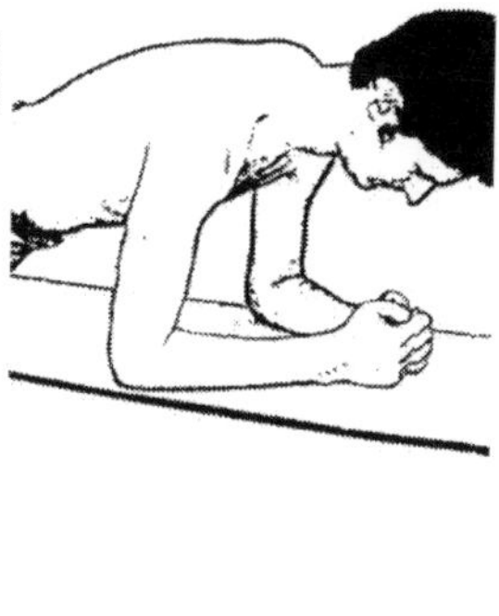
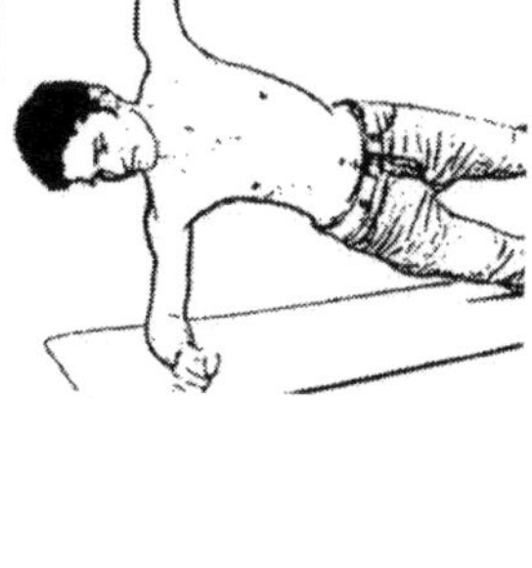

„Normal"	Tastenkombination	Beschreibung
Rechte Maustaste > Ausschneiden	Strg + X	Schneidet den markierten Text / das Objekt aus
Rechte Maustaste > Kopieren	Strg + C	Kopiert den markierten Text / das Objekt
Rechte Maustaste > Einfügen	Strg + V	Fügt den markierten Text / das Objekt ein
Bearbeiten > Rückgängig	Strg + Z	Macht die letzte Aktion rückgängig
Bearbeiten > Wiederholen	Strg + Y	Rückgängig gemachte Aktion wiederherstellen
Mehrfaches Tippen auf die Pfeiltasten (jeder Buchstabe einzeln)	Strg + Pfeiltaste	Verschiebt den Cursor vor/hinter ein Wort
Mehrfaches Tippen auf die Taste „Entf" (jeder Buchstabe einzeln)	Strg + Entf / Backspace	Löscht ein Wort
Scrollen mit der Maus	Bild hoch	Blättert eine Bildschirmseite zurück
Scrollen mit der Maus	Bild runter	Blättert eine Bildschirmseite weiter
Pfeiltasten oder Klick mit der Maus	Pos1	Verschiebt den Cursor an den Zeilenanfang (im Dokument) Springt zum Seitenanfang (Internetseite)
Pfeiltasten oder Klick mit der Maus	Ende	Verschiebt den Cursor an das Zeilenende (im Dokument) Springt zum Seitenende (Internetseite)
Ziehen der Scrollbar mit der Maus	Strg + Pos1	Verschiebt den Cursor an den Dokumentenanfang
Ziehen der Scrollbar mit der Maus	Strg + Ende	Verschiebt den Cursor an den Dokumentenende
Markieren mit der Maus	Strg + Shift + Pfeiltaste	Markiert ein Wort
Markieren mit der Maus	Shift + Pos1	Markiert alles vom Cursor bis Zeilenanfang
Markieren mit der Maus	Shift + Ende	Markiert alles vom Cursor bis Zeilenende
Mausklick auf „Arbeitsplatz" (nicht jederzeit sofort zu erreichen)	Win + E	Öffnet den Explorer
Ansicht > Aktualisieren oder - wenn vorhanden - mit Klick auf speziellen Button in der Menüleiste	F5	Aktualisiert die Ansicht (Explorer, Internet Explorer, Firefox etc.)
Mausklick auf das Programm in der Taskleiste	Alt + Tab(ulator)	Wechselt zwischen den geöffneten Fenstern (mehrmaliges Tab-drücken möglich)

15547326R00072

Printed in Poland
by Amazon Fulfillment
Poland Sp. z o.o., Wrocław